麻醉科醫師的憂鬱

主動脈——

著

晨星出版

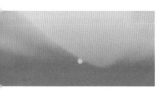

唯有當病情已經超過醫療的極限時，
我才允許病人放棄自己，
只有在這種狀態下死亡才是一種恩賜，
活著反倒成為一種折磨，
也唯有這時我才能釋懷，放過自己，
對自己說：「我已經盡力了。」

1
Chapter

就算病人僅有百分之一的存活率，
也會拿那百分之一去賭那可能失敗的百分之九十九。
贏了，患者可能奇蹟般的康復，
但若不孤注一擲，就永遠沒有機會，
我的字典裡沒有「放棄」兩個字。

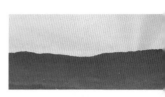

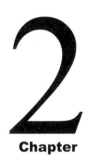

Chapter

我並不堅強，可以堅強到背負這些悲傷，
但，我時常告訴自己，要相信有奇蹟，
就像相信大雨過後會有彩虹一樣，
不要輕言放棄。

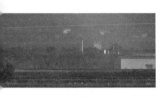

3
Chapter

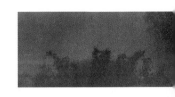

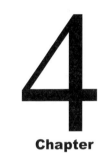

4

Chapter

我是一位麻醉科醫師，

現在，我同時是一位疼痛科醫師。

從走出開刀房的那一天開始，

就注定了將為病人的病情神傷，

苦著他們的苦，

憂鬱著他們的憂鬱。

【序曲】
急診室裡不會有春天

　　小鎮醫院的周邊是一畦又一畦的稻田，尤其是在北方的稻田，一望無際，其中少有人家，所以也就不需要電，當然就沒有電線桿和路燈，有另一種說法是，為了種出最好吃的稻米，必須要讓稻子在一整天的日照之後獲得充分的休養，所以那一區的稻田特別不設路燈，晚上沒有光害，稻子才能充分的休息，種出來的稻米才會特別好吃。

　　在那一區的稻田裡，有一條彎彎的小路貫穿其間，路的這一端是 197 縣道，地勢較高，下了班若無事，我時常喜歡站在這個制高點上，往路的另一端望去，路的另一端是中央山脈，山巒層層起伏，夕陽西下時，常有不同的光影，好像山的背後就是天堂，裡頭住著神仙，而因為視覺角度錯覺的關係，你會以為這條路的盡頭便是通往那層層的山峰，當地的居民便稱之為天堂路。

　　無線電傳來救護車即將送來一個病人：車禍，病人到院前

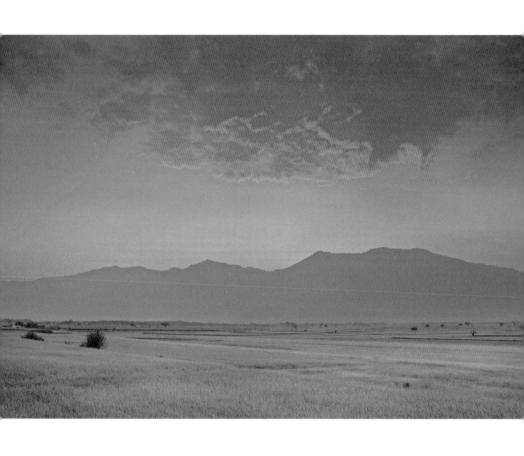

死亡。

　　是一位阿公騎摩托車載著阿嬤，阿公的腳腫成原本的兩倍大，照了 X 光，竟然沒有骨折只是挫傷，阿嬤大概是從後座被摔了出去，掉到兩公尺深的山溝裡。救護車的大哥說，「那

地方很不好下去，要先繞過橋，再從後面爬下去。」他形容的真切，就像是我很熟悉的場景，一個每天都會經過的地方。

我想起每次沿著 197 縣道騎腳踏車，最後要彎進小鎮的時候，也是要過一座小橋，再度過一個山溝，那個山溝極深，又有一個大轉彎，若不小心是有可能掉到山溝下面。

他說，到現場的時候，阿嬤呈半坐臥的姿勢，躺在她鄰居的懷裡，也是她的鄰居打電話求救的……他形容得好有畫面，讓人覺得好像在看一場戰爭電影，活著的軍人抱著在戰爭裡死去同袍的軀體哭泣。他說，他花了八分鐘才把阿嬤拉上岸來，又花了六分鐘才到達醫院，意思大概是，至少有十幾分鐘的時間，阿嬤沒有接受有效的心肺復甦術，這樣的病人救得活嗎？

我又幫阿嬤壓胸壓了額外五十分鐘，阿嬤的身體冰冷，衣服是濕的，她是怎麼死的？第一時間就摔死了嗎？還是先摔昏了過去，又掉到水裡無法掙扎才溺死的？書上說溺水低體溫的病人，有時候會有奇蹟，急救時不受三十分鐘就放棄的限制，低體溫可以保護病人的腦部，這種病人長時間急救有可能救得回來，可是阿嬤的心跳一點都沒有想跳的跡象，不管我怎麼壓，打了多少強心劑，一點反應都沒有，該繼續？還是放棄？我都不知道該不該停止。

我並沒有等到奇蹟，床前聚集了一大群家屬，說要等到

她的兒子來才要拔管，其實阿嬤已經走了，但是台灣一直有這個習俗，等到所有的家人都到齊，象徵性的見過最後一面才拔管。

她的兒子來了，我告訴他，阿嬤心跳呼吸都已經停止了。兒子開始哭泣，他突然間吶喊起來：「媽！你要呼吸！要呼吸……」那場景實在令人不忍卒睹。我看過很多家屬，面對病人猝死時，因為沒有心理準備，常有很多在醫學上看起來違反邏輯的「可笑」，卻也是真情流露的行為，讓人感到心酸。阿嬤已經走了，再也聽不見任何聲音，也不是你叫她呼吸就會呼吸的，兒子再多的呼喚也喚不回母親了。

阿公說要看阿嬤最後一眼，我們把他們兩張床推在一起，用簾子圍起來，讓他們可以獨處最後一段時間，只聽得到簾子裡傳來悉窸窣窣的低語聲，倒也聽不清楚說什麼。

我常常想，急診室裡永遠不會有春天，就好像天堂路其實並不會通到天堂。

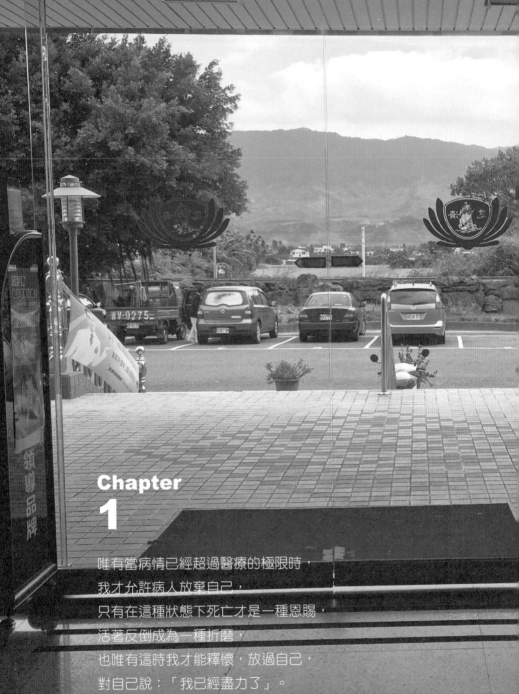

Chapter

1

唯有當病情已經超過醫療的極限時，
我才允許病人放棄自己，
只有在這種狀態下死亡才是一種恩賜，
活著反倒成為一種折磨，
也唯有這時我才能釋懷，放過自己，
對自己說：「我已經盡力了」。

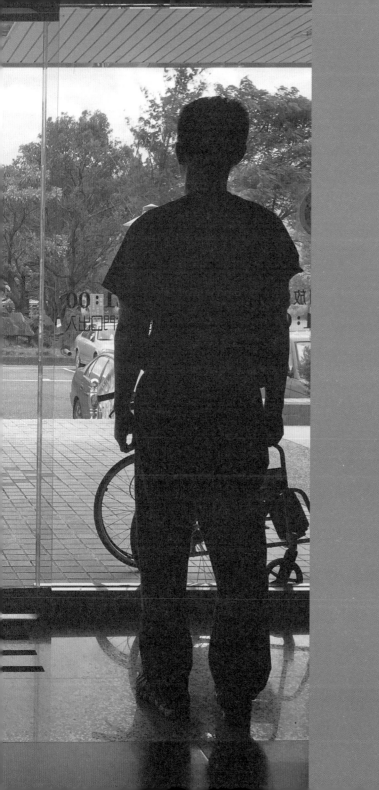

每位病人背後都有一個悲傷的故事

　　幾年前的一個冬天，天氣異常冷冽，我收到一張會診單。

　　病人是一位年紀約三十出頭的女士，從中國嫁到台灣來，育有一個女兒，後來因故與丈夫離婚。為了幫女兒找一個新的爸爸，她交了一個男朋友，在一次爭吵中，她的男朋友對她潑灑硫酸，造成身體大面積的燒傷，她在燒燙傷加護病房裡住了一個多月，其間歷經了無數次的清創手術、換藥、植皮，手術後疼痛就施打嗎啡，直到有一天所有的傷口都好了，但病人仍一直抱怨傷口癒合處的疤痕很痛，要求醫療人員施打嗎啡，打了之後可以有幾個鐘頭好過一點。醫療人員不勝其擾，所有的人都認為她嗎啡成癮，沒有聽過傷口好了還會痛的道理。

　　我來到病床邊的時候，只見她穿著一件單薄而寬鬆的病人服，醫院的病人服在腰間有一個帶子可以將衣服束緊，假如沒有用腰帶將衣服束緊，就好像身體只是稍微披著一件披風一般，正常狀況下，沒有人在這麼寒冷的冬天裡這樣穿衣服，問診的時候，眼前是一個幾近半裸的女子，我簡直不知道眼睛要

擺在哪裡。

　　接著她開始哭泣，訴說所有燒傷後的疤痕組織是如何的疼痛，就好像被電電到一般，一摸到就痛，就連被風吹到、衣服摩擦到皮膚也痛，所以她幾乎沒辦法穿衣服，全身受創的地方好像有無數隻的螞蟻爬過，啃噬她的筋骨，心好像被撕裂一樣，簡直痛不欲生，她希望可以打止痛針，但是所有的人都不相信她說的話。

　　醫學上有一個名詞叫作「allodynia」，意思是：不是疼痛的刺激，大腦卻誤以為是疼痛。像這種碰觸到皮膚的表面，理論上不應該引起疼痛，但是確有疼痛的感覺就是。這是一種神經受傷後，因受傷的神經過度激發、異常放電所引起的，是神經痛的一種症狀之一，給予嗎啡雖然有可能緩解，但是最標準的做法是給予抗憂鬱劑還有抗痙攣藥，再加上一點局部麻醉劑或是類固醇做神經阻斷術，大多數的疼痛都可以獲得些許改善，我再三跟她保證，我可以讓她好過一點，請不要傷心。

　　她開始做復健。因為燒傷後的疤痕組織開始攣縮，她的雙膝沒辦法打直，所以站不起來，醫師評估假如再站不起來，可能要做膝上截肢，裝上義肢，至少這樣可以活動，不然簡直就像是一個廢人。她咬著牙，拚著命的做復健、拉筋，她不要截肢，她已經失去了女人細嫩的肌膚，不能再失去雙腿，不管做

復健有多痛，她都要撐過去。

　　拉筋時，初癒合的傷口裂開了，鮮血從膝蓋後方攣縮的疤痕組織汩汩地流下，她的小腿可以明顯地感受到鮮血流淌過的溫度，裂開的傷口又歷經手術清創，然後又補皮，再復健，再裂開，再手術……如此不知經歷了多少回合，有一天她真的站起來了，如一位初生學步的孩子一般，跌跌撞撞，在沒有輔助之下，用自己的雙腳跨出了第一步，跌碎了當初判定她再也站不起來、所有醫療人員的眼鏡。為了這小小的一步，她不知等了多少日子，流了多少血。

　　有一天，她帶著她的小女兒來到我的診間，她對她的女兒說：「孩子，妳要記住這位醫師，她是妳媽媽的救命恩人。」我笑了笑，問她為什麼這樣說，其實我什麼也沒做，我並沒有治癒她的疼痛，我能做的只是減緩了她的疼痛，讓她可以跟這個疾病和平共處。

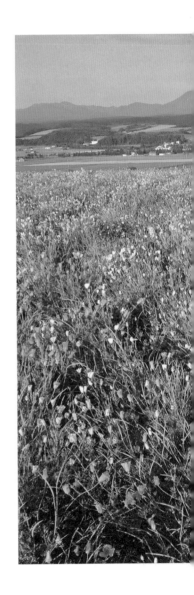

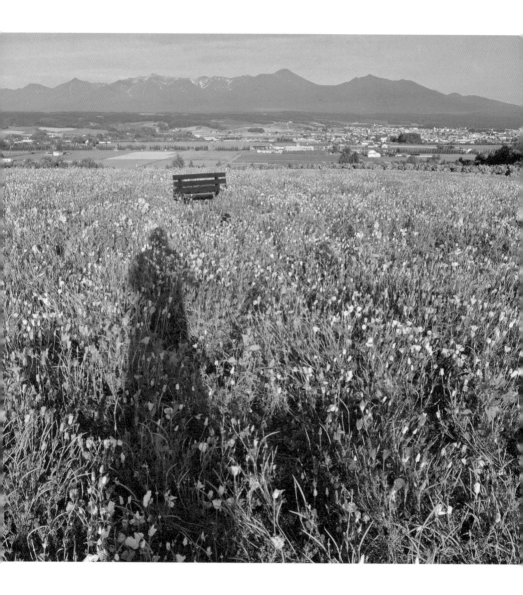

有很多的疾病基本上是不會好的，只能控制，我只是陪伴她度過最低潮、最痛苦的那一段時間，如今她的疼痛也只是可以忍受，生活勉強能笑，談不上是什麼救命恩人。

　　她說，當她躺在床上痛不欲生時，只想拿一把刀子結束自己的生命，但是因為站不起來，所以拿不到刀子，她心裡面原本一直計畫著的就是，當她站起來後的第一件事，就是去拿一把刀子殺了自己。

病患教我的事

　　病患，四十多歲，卡車司機，育有五子，因食道癌手術後轉移併發頑固性疼痛，於疼痛科門診接受治療。兩年多來，我們就像朋友一般，每週都要固定見面一次，隨著時間過去，腫瘤越來越大，他因腫瘤壓迫氣管導致呼吸困難而住院。

　　一日，患者的太太用輪椅推著他到診間找我，我直覺「他是來道別的」，在閒話家常的同時，我看著他費力的吸著氣，心中十分不忍，我問他：「為什麼不氣切以緩解腫塊的壓迫？」他說，因為腫瘤剛好長在氣管的前方，氣切必須通過腫瘤，所以無法手術，且因壓迫的距離過長，就算可以氣切，氣切管太短也無法通過壓迫的範圍，於是什麼也不能做，就只能這樣慢慢的等待，像一個即將溺斃之人，在水裡掙扎著。

　　然而，溺水可能只要三分鐘就會失去意識，數分鐘就會死亡，可是對這個病人而言，他在垂死的邊緣掙扎，可能要這樣維持三小時、三天，甚至是三個禮拜，直到呼吸肌衰竭，死亡來臨。這簡直是一個漫無止盡的歷程，就像在無間地獄裡受盡折磨一樣。

我打電話給他的主治醫師，問有否可能幫他放個氣管內支架，撐起整個受壓迫的氣管，或許可以緩解他呼吸不舒服的狀態？得到的回答是，放氣管內支架，需要全身麻醉，在這種狀況下麻醉，可能馬上會因呼吸抑制使得病人死亡，風險太高，不會有麻醉醫師願意冒這種風險，於是經過各個醫師討論過後，決定放棄。

　　但我實在放心不下，我對家屬說，我願意幫他麻醉，若發生意外，就讓他走，不施以急救措施，他會在麻醉狀況下死亡，看起來不會有痛苦，至少比現在好；但若成功了，不但可以緩解呼吸的狀況，也可能多爭取到幾個月的相聚時間，或許哪天

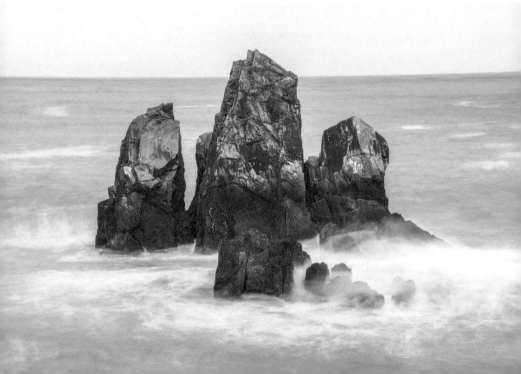

他會因別種因素在睡眠中過世等等……

　　家屬決定一搏。在麻醉開始前，病患其實因換氣困難、二氧化碳累積，早已進入半昏迷狀態，他嘗試著用極細微而沙啞的聲音，掙扎著想要告訴我最後一句話，然而因腫瘤壓迫喉返神經，根本發不出聲音來，我必須非常靠近他的嘴邊，才能聽清楚他說什麼，沒想到他竟交代我說「萬一出事了，就不要救了！」雖然我早有心理準備，但聽到這句話出自病人嘴裡，心頭仍是一震，不知道要說什麼安慰他，我不敢直視他的眼睛，只能握著他的手，輕輕的點點頭。

　　到這個時候，我仍然有反悔的機會，到底應該就這樣一走了之，讓病人死於疾病的自然歷程，還是應該放手一搏？萬一麻醉藥打下去，病人因麻醉藥引起的呼吸窘迫而死，我該怎麼出去面對他的妻子與五個孩子？更複雜的是，接下來的人生，我又要如何面對自己？病患因麻醉死亡，這個罪名將如附骨之蛆，如影隨形的跟著我。

　　當呼吸窘迫發生時，其實只要插管就可以解決，對一位合格的麻醉醫師而言簡直就易如反掌，但這個病人一旦插管就沒有機會脫離呼吸器，會以一種極其痛苦的方式活著，而且活很久，呼吸照顧治療所費不貲，最後又會拖垮一個家庭，我到底該怎麼做？當呼吸窘迫發生時，插管將致病人於萬劫不復，

但卻是對我個人的救贖；不插管，我又該如何眼睜睜的看著他走？我陷入極其為難的狀態。

整個麻醉的過程，我只能用「驚心動魄」形容。

病患一睡著便出現嚴重的上呼吸道阻塞的哮鳴聲，麻醉深度只要加深一點，血氧值就一直掉；淺一些，病患就一直動，干擾氣管支架的置放，整個過程我簡直就毫無頭緒，一會兒，我必須打斷胸腔科醫師的動作，用呼吸罩幫病患換氣，讓血氧值提升；等一下，我又忙著調整麻醉深度（TCI pump），但我根本就不知道要調到哪裡，平常我是一個判斷精準、訓練有素的麻醉科醫師，但是今天我卻顯得驚慌失措，左支右絀……這真的是我這一生中最長的、最煎熬的一次麻醉。

但我們竟然成功了！我欣喜若狂，氣管支架放好之後，病患呼吸的改善只能用「驚人」兩個字形容。病患每天推著點滴架，在病房裡跑來跑去，然後吵著想要回家，患者的太太握著我的手，直說我是他們家的恩人，他們又可以再多看他一段時間，我也因為完成了一項不可能的任務而覺得意氣風發，也向死神多要了一些額外的時間，讓他們家人相聚，我覺得非常高興，比我做過的任何事情都還要有成就感！

然而，好景不長，隨著時間過去，接下來的發展卻出乎我

意料之外。腫瘤愈長愈大，繞過氣管往後壓迫到食道，病患的口水因而吞不下去，在我的診間裡，短短數分鐘內，他必須反覆不斷的吐口水，來不及吐出來的口水會流到氣管內，於是他不斷因被口水嗆到，導致不停的咳嗽，儘管用了最強效的鎮咳藥，仍然藥石罔效。

晚上的情況也一樣，他無法躺著睡覺，只能端坐呼吸，好不容易睡著了，會因劇烈的咳嗽醒來，疼痛變得更難控制，所使用的嗎啡劑量高到連醫院藥局也打電話來頻頻關切，所有的一切都漸漸失控，他並沒有如我希望的在安穩的睡眠中過世……直到某一日，患者的太太獨自來門診拿藥時，脫口而出：「看到他這麼痛苦，好捨不得，真希望早點讓他走！」

突然間，心頭又是一震，好像晴天裡，打了個大霹靂，我到底做了什麼？我捫心自問，當初若沒有我好事，病患早走了，好像不需經歷後面這些折磨，我自以為延長了病人的壽命，最後反而將病人推入一個更痛苦更長的絕境，我不知道我到底做了什麼？

二〇一〇年九月，病患因呼吸窘迫、難以控制的嚴重疼痛與劇烈咳嗽，在安寧病房給予輕度鎮定劑下辭世，離上次預估的死亡時間，整整多活了四個多月。

愛情的力量

　　初遇這位患者時，他大概二十歲，半身癱瘓，胸椎第十節粉碎性骨折，因肚臍周圍嚴重疼痛，來疼痛科求診。

　　病患從小父母離異，父親酗酒嗜賭，人間蒸發，不知幾歲以後就沒再看過父親，母親為了改嫁，將他託付給奶奶，他就在奶奶的觀護下長大，為了貼補家計，十八歲後，決定不再升學，在一間公司當推銷員，他說他是那家公司的黃金推銷員，他可以跟客戶在完全沒見過面的情況下，只憑一通電話就行銷掉二十幾萬的東西，老闆非常賞識他，璀璨的未來，指日可待。

　　一日，他準備從高雄回花東看奶奶，白天他仍去公司上班，準備晚上開夜車回來，可是由於過度疲倦，在行經台東路段時，因為睡著撞上電線桿，脊椎嚴重損傷，同行的女友則受輕傷……他被輾轉送到慈濟醫院，歷經數次的手術與漫長的復健過程，性命是拯救回來，但也落入終身脫離不了輪椅的命運。

　　他初次來到我的診間時，主訴肚臍周圍疼痛，看過不少的醫師，做過無數的檢查，都檢查不出原因，吃了各種止痛

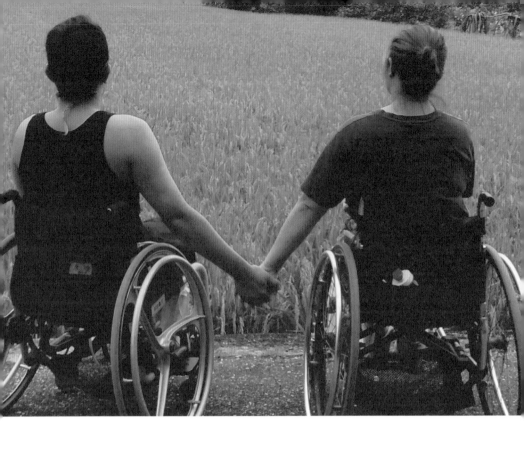

藥也不見緩解 —— 其實，這是一種中樞神經疼痛（central pain），胸椎第十節剛好就是支配肚臍周圍的區域，大多數的脊椎損傷伴隨著是病患在受傷的區域下失去感覺，但在少數的狀況下，脊椎受拉扯而受傷有可能併發神經痛，此患者即是一例，第十節胸椎粉碎性骨折加上肚臍周圍痛，剛好吻合病患的主訴。

於是我嘗試作一些簡單的神經阻斷術，合併一些口服藥物

以緩解病人的疼痛。在治療結束後,病患突然用一股怨悠悠的口吻說:「你知道嗎?我住院的期間,都沒人願意告訴我實話,我原本一直以為,只要開完刀,認真做復健,有一天我可以再站起來⋯⋯」

我很能夠理解這種狀況。身為一個醫者,我們時常必須面對這種絕對「絕望」的困境,我們必須面對病人本身或是家屬,告訴他們,其實我們束手無策;我們常常必須被迫宣布病患沒有未來的未來,毀掉他們最後一絲康復的期待,然後面對接踵而來的眼淚與悲傷,而當面對這些眼淚與悲傷時,我們往往難以自處,有時我們支吾其詞,有時我們語帶保留⋯⋯教科書往往只教我們如何治癒患者,當疾病已經進展到不可能被打敗時,該如何處置,這已經是屬於宗教家的範疇,身為醫者的我們大部分的時候也不知如何面對,怎麼學都學不來。

我看著他落寞的神情,想著要告訴一個二十歲的青年,從此之後再也沒有辦法用雙腳行走,是一件多殘酷的事,當初是我們在解釋病情時不夠清楚,亦還是不管我們怎麼解釋,其實病人都處於否認的狀態,不願意接受,只聽他自己愛聽的,以至於長期以來,對康復一直懷抱著不切實際的夢?

接著他又說:「醫師!我覺得你人超好的,你的病人一定很喜歡來看你!」我笑著問他為什麼?

他說：「我看過那麼多的醫生，只有你有在聽我說話！之前的醫生三分鐘就把我請出去了！」我聽了之後，覺得很驚訝，這時候我突然體會到，有時候病人只是希望你能多聽他們講幾句話，傾聽就可以為他們帶來力量，疾病就好了一大半。

　　然而，我還是笑著跟他說：「有些醫師很忙，一個診可能要看一百多個病人，可能沒時間聽你多講，我們疼痛科病人很少，一般一個診頂多看十五個病人，我很有時間聽你講……」而且大部分這些疼痛不會好，沒辦法完全不痛，只能控制在勉強可以忍受的範圍，病人必須學會一生與疼痛共處，我的任務就是幫助病人跟疾病和平相處，而且疼痛時間久了之後，常常伴隨著情緒低落，產生憂鬱症，所以一般我都會花很多的時間跟病人聊天，了解病人私底下的生活狀況與情緒，讓他們的情緒有抒發的管道。我像一個垃圾桶一般，讓病人無止盡的傾倒，有時，我甚至懷疑自己是一位精神科醫師，我也漸漸被病人傳染得到憂鬱症。

　　就這樣，他一直在我的門診裡求診，就像朋友般，我們每幾個禮拜會碰面一次，然而自從他意識到自己再也站不起來之後，他開始顯得有些消沉，他不再做復健，整天不出門，躲在家裡上網打電動，心情不好時，甚至也不回診，奶奶來診間替他拿藥時，總會淚灑診間，我的門診裡變成了全院眼淚最多的

地方，這讓我不知所措。

　　之前的女友，曾經回來找他，他避而不見，我問他為什麼？他只說了一句「不想耽誤人家的未來！」我開了一些抗憂鬱劑給他，希望可以改善他的情緒，我花比以前更多的時間跟他聊天，告訴他，他的世界並沒有毀滅，我們有很多的病人跟他一樣，甚至比他更嚴重，我請他加入「脊椎損傷協會」，告訴他那裡有一些資源可以利用，甚至可以參加職業訓練，因為正常狀態下，奶奶會比他先走，他必須學會照顧自己，甚至有一天是換過來，他必須照顧奶奶。

　　我們有幾個病友，一樣是半身癱瘓，但是他們仍很努力的在社會上求生，有一個病人雙腳截肢二十年，截肢後老婆跑了，他獨自在夜市裡擺地攤，養活了三個女兒，最近都嫁人了，現在還在花蓮最熱鬧的市集裡開了一家店；我另一個脊椎損傷的病人是開網咖，還有另一個參加殘障奧運，靠運動獎金維生，鉛球丟的比我這種好手好腳的人還要遠，他還能跳舞，現在在世界各國巡迴表演……我不斷的鼓勵他要走出來、要有工作，有工作之後可以轉移注意力，疼痛也會有所改善，同時也會有謀生能力。我也請我們病人去找他，現身說法，告訴他，他在這個世界並不孤單，有很多人像他一樣……但是狀況並沒有改善，他像一朵久未澆水的花，日漸枯萎。

在診間裡，他是我花最多時間的病人，也是我最擔心的病人，他還年輕，未來的路還很長，所患的疾病既不會死、也不會好，我希望在他殘存的生命裡，我可以幫助他點什麼，讓他可以過的更好。

一日，我告訴他：「你知道我為什麼花這麼多時間跟你聊天？治療疼痛的藥物有消炎藥、抗憂鬱劑、抗痙攣藥，嗎啡等等，其實每個星期我開給你的藥都一樣，從來沒換過，你知道這中間最好最有效的一帖藥叫什麼？不是我剛提到的那些，最好的藥物，叫作『希望』。我花這麼多時間跟你聊天是希望能帶給你『希望』，面對這些永遠擊不倒的疾病，我們只能選擇跟他們共處，沒有『希望』根本過不下去⋯⋯」我想他沒有聽進去，我用盡了所有我想得到的方法，但還是徹底的被擊敗，陷入一股麻醉科醫師特有的憂鬱。

日子就這樣一直過去，麻醉醫師的憂鬱持續地發酵，直到有一天，我覺得他變得不一樣了，在診間裡，他笑的神采飛揚，他告訴我，他不是一個人來，診間的門打開，有一個年輕的女子，一樣坐在輪椅上，在門口等待著。他們倆在脊椎損傷協會的職業訓練所裡認識，現在他們嘗試在夜市裡擺地攤，賺取生活費，他們一下在台東的夜市，一下子又要趕回花蓮，只要花東有夜市的地方，就有他們的身影，一會兒要去台北批貨，一

會兒要去高雄，兩個人開著改裝的車，全台灣跑透透，完全沉浸在兩個人的世界之中。

就這樣有一天傍晚，我在七星潭的海邊拍照時，竟然巧遇這對小情侶！他們開著車，帶著輪椅，來七星潭散步 —— 不對！應該是說來散輪椅。我跟他們小聊了幾句，關心一下他們的狀況，然後找個藉口溜走，不打擾他們。我看著他們的身影，內心有點激動，幾年過去了，他依然沒能用他的雙腳站起來，但我想他的病已經都好了。

許一個未來的希望

　　病患六十歲，多年前罹患肝癌，手術後復發住院，因無法再次手術，唯一存活的方法是準備接受肝臟移植，在這個器官捐贈貧乏的年代，要等待一例屍肝簡直比投胎轉世還難，患者決定做活體肝臟移植，捐贈者是患者的女兒，年約四十歲。

　　手術前，我照例到病房做麻醉前訪視，當我一踏進病房時，患者坐在床緣，兒孫滿堂，圍繞在膝前，一看就是那種向心力很強的家庭。我稍微跟他們聊了聊，很快便離開了，其實大部分的時候，我只是跟他們打一聲招呼，我也不知道要跟病人說什麼。

　　活體肝臟移植是一極度複雜的過程，首先我們要將捐贈者肝臟的一部分取下來，不能太多，也不能太少，取太多了，因殘存的肝臟細胞太少，所以捐贈者會因為肝功能受損，肝衰竭死亡，但是對受贈者而言，因移植的肝細胞較多會有較高的存活率；取少一點對捐贈者而言，比較安全，但對受贈者，因肝細胞太少，無法負擔患者本身的代謝，則是一種威脅，有可能會因此產生 small graft syndrome，導致受贈者死亡，這中間

的拿捏挑戰著所有的醫療團隊。

　　而根據統計，活體肝臟移植的捐贈者，死亡率約在百分之一至百分之二中間，這其實是一個很高的數據，因為捐贈者大多是健康的成年人，尤其是你若知道一位健康的成年人來接受麻醉的風險是以「十萬」當分母時，百分之一是一個嚇死人的高的數據，我不知道要怎麼跟病人解釋說你這麼做簡直是搏命。

　　我看著患者的女兒，她有丈夫、有孩子、有屬於自己的家庭，我不明白她哪來的勇氣，為什麼她要犧牲自己的家庭，冒著丈夫失去太太、孩子失去媽媽的風險，接受這樣的手術 —— 我又想，為什麼捐贈者不是病患的兒子，而是女兒，是單純配對不成功嗎？還是兒子又是另一個家庭的支柱，需要工作養活另一個家，「產值」比較高，重要到不能失去，所以犧牲的總是女兒。

　　我們曾經遇過一位父親，末期肝

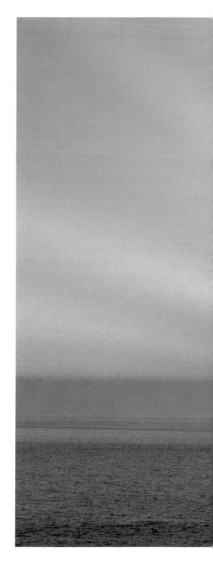

病變住院，有三個兒子，唯一救父親的方法是肝臟移植，當我們選定配對的人選時，這位兒子的太太跪在我們的面前，求我們不要再提肝臟移植的事情，她沒有辦法冒失去丈夫的風險，最終這些家屬眼睜睜的看著父親逐漸肝昏迷，然後全身出血，最後死亡。假若你知道你有機會救活自己的親人，你卻沒有去做，之後你又該如何過活，這是一種沉重的道德壓力。這位女兒是不是也是千夫所指，礙於壓力，不得不捐，其實真正內心並不甘願？

頓時我腦海裡閃過無數念頭……但當我望著她時，她閃爍著一種勇氣與堅毅的眼神，好像是在說不管怎樣，只要有一個機會可以救活我的母親，我非得搏搏看不可。我又看了看這位老婦人，看起來和藹開朗健康，完全料想不到，腹部裡有一顆腫瘤正在蠶食她的生命，我不知道要怎麼跟她說：「明天的手術，是一個極大的手術，手術都有風險，首先我們要將你舊有的肝臟取下，取下後在新的肝臟種上去之前，全身的代謝廢物代謝不掉，嚴重的酸中毒，離子不平衡等等，都有可能讓死在手術台上……接下來的幾個小時，可能是你們家人彼此相處的最後時刻，要好好把握，該交代的事要交代好」等等諸如此類的話。

我想起我的學弟，他說他術前訪視都非常仔細，會將風險

及有可能的併發症說得非常清楚,因為醫療糾紛裡,有一條是「醫師未詳盡告知病人風險」。我之前也跟他一樣,但是常常解釋完,看到病患臉上那種充滿不安的神情,實在於心不忍,甚至有發生過病人在聽完後就拂袖而去,不接受手術了。

我並不明白要怎樣才能詳盡的告知病人手術的風險,同時又能讓病人感到安心,這簡直是一件令人為難而互相衝突的事。

有些事,或許還是永遠不要知道的好,尤其是在這樣的氣氛下,他們一家正很愉快的在床邊聊天,我怎樣也說不出你有可能會在手術過程中死亡這種話,最終我決定將這一切吞下去,只簡單的說我會盡一切力量照顧她們,我選擇了冒讓自己在未來的訴訟中有可能會輸的風險。

我緩慢的離開醫院,腳步沉重的抬不起來,窗外的夕陽正耀眼著,耳畔好像都還聽到他們一家和樂的笑語聲,我並不知道這麼做到底對不對,醫學倫理裡,患者有知的權力,而我又常常違反這些教條式的原則 —— 就讓我的心不安吧!假若這些可以換取他們保持這最後一個晚上的快樂,就讓咱們許給病人一個未來的希望。

死後會有翅膀嗎

　　糖尿病是一種代謝性疾病，主要的成因是胰臟無法產生足夠的胰島素，或是細胞本身對胰島素的敏感度下降，導致血糖高過一般的正常值。長期過高的血糖會引起全身微循環的障礙，膽固醇沉積在微小的血管裡，導致血液循環不良，血管栓塞，若腦部的血管栓塞會導致中風；若發生在心臟則是心肌梗塞，發生在眼睛的視網膜，會導致失明；若發生在腎臟，腎臟會慢慢衰竭；若發生在周邊的組織如足部，則足部會因缺血壞死，最後導致截肢。

　　我收到一張會診單，病人是一位八十多歲的原住民老奶奶，因為糖尿

病引起雙腳缺血壞死，要我幫病人控制疼痛，去看她時，她躺在床上，雙腳腳踝處因為缺血完全壞死、變黑，為了監測壞死的組織是不是一直擴大，護理人員會在壞死跟正常組織的邊緣用簽字筆劃一條線，並寫上日期，若壞死的組織漫過這條線的邊緣，表示疾病一直在進展。

老奶奶一句國語都不會講，只會說原住民語，透過女兒的翻譯。她抱怨雙腳異常疼痛，這種缺血性的壞死除了組織發炎壞死會痛之外，足部的神經也會因為壞死而導致神經痛，十分可怕，難以控制，這種疾病治療的方法，假如在早期，就是儘快打通栓塞的血管，同時做高壓氧提供更多的組織灌流養分，假如動脈不能打通，就做動脈繞道手術，繞過血管組塞的部分，提供遠端氧氣，或是在脊椎裡裝脊椎電刺激，脊椎電刺激可以用電來取代疼痛的感覺，同時使得血管擴張，但是價格昂貴，一般的民眾都負擔不起。

我評估老奶奶的情況，已經太晚了，這些治療都來不及了，只有截肢一途可以救得了奶奶的性命，我看了看她的病史，除了平常有糖尿病之外，沒有其他的全身系統性疾病，生病前活動自如，這樣在麻醉風險的分級上頂多屬於第三級，雖然有風險但是還可以接受，還有一搏的機會，而且截肢後只需要三到五天的術後止痛，就會有機會痊癒，這是為了保命不得

不犧牲自己的雙腳，棄車保帥的方法，然而只要有機會，就值得冒險。

我告訴家屬，奶奶的病情光做止痛不會好，徹底解決的辦法是做截肢手術，而且依照老奶奶的病情，我覺得她痊癒的機會很大，值得一試，只見家屬跟老奶奶像外星人一樣，講了一連串我聽不懂的語言之後，跟我說，奶奶不願意開刀。

我沒辦法理解，問為什麼？要是不開刀去除壞死的組織，這壞死的組織的毒素會慢慢瀰漫開來，最後會因為敗血症、多重器官衰竭而死，我沒有辦法接受，明明有機會痊癒，為什麼病人要放棄機會，我討厭什麼都不做，看著病人消耗自己，我是醫生，知道怎麼救人，唯有當病情已經超過醫療的極限時，我才允許病人放棄自己，只有在這種狀態下死亡才是一種恩賜，活著反倒成為一種折磨，也唯有這時我才能釋懷，放過自己，對自己說：「我已經盡力了。」

透過翻譯，家屬告訴我，奶奶說她要到天堂去找媽媽了，要是沒有雙腳，她能找到她媽媽嗎？

我幫奶奶做了神經阻斷術，一方面止痛，一方面希望交感神經阻斷後，血管能夠擴張，帶去更多的氧氣，讓缺氧的雙腳有一絲喘息的機會，然而這只是自欺欺人的方法，我每天看著那用簽字筆寫著日期的黑線不斷地擴張，不斷吞噬奶奶的雙

腳，直到最後她終於失去意識，陷入昏迷。

　　老奶奶最終沒有再醒來過，我們完成了她最終的遺願，她走的時候保留了她的雙腳。

你還好嗎

　　不久之前，我臨時決定動了一個小手術，因為是臨時起意，所以一時之間也找不到人幫我代門診，而我知道這禮拜病人已經掛超過四十號，要臨時請假也怕造成病人困擾，因為只是一個小手術，我覺得應該撐得過去，結果證明假如你接受手術，不管大小最好還是要請假。

　　傷口並不很痛，但就像針一樣，偶爾會刺你一下，最主要是隱隱作痛的感覺干擾了我的情緒，讓我不能專心，一天的門診結束其實我已經累了，這時候剛好有一個藥商來找，介紹一種癌末疼痛控制的新藥，大夥就聊了一下，結果學妹說我們癌末的病人很少，用這種藥的機會不多，這就讓我想起你了。

　　我已經記不得你是罹患乳癌或是肺癌，但是我記得你走進我門診時，你戴著毛帽，遮住了你因為化療而掉光的頭髮，你很瘦、皮膚很黑，這都是化療的副作用，口罩蒙著你大半邊的臉，大概是怕醫院的病菌太多，讓你殘弱的身子雪上加霜，同行的女子不曉得是你妹妹還是你的友人，只能看得出你們感情

一定非常好。

　　你是花蓮人，但生病之後，你一直在北部的醫院接受治療，你給了我一疊厚厚的病歷摘要，上頭寫著你動過什麼手術、做過化療，但是癌症仍像氾濫的洪水一樣到處轉移，肝臟腹腔到處都是。

　　你說你下腹部隱隱作痛，那是癌症轉移的結果，我開始跟你解釋要解決這種疼痛，保守的方法就是服用一些嗎啡，侵入性的治療就是將腹腔的神經燒掉，神經燒掉之後，疼痛就會緩解，或許是我的解釋方法太過駭人，你開始抗拒，一直問我，病情有那麼嚴重嗎？一定要吃嗎啡嗎？吃嗎啡不是就是沒有救了？燒神經聽起來更是可怕，有沒有副作用？可是我看起來還好好的，只是下腹部有一點疼痛，你確定你的診斷正確嗎？要不要再做進一步的檢查？

　　你一直希望我幫你做新的檢查，給你別的答案，但是你的病歷已經寫得很清楚了，電腦斷層甚至連正子攝影（PET）也都做過了，已經沒有任何檢查可以做了，答案都是一樣，很清楚不會錯的，你是癌症末期的病人，醫療現在已經到了極限，我只能幫你止痛，任何檢查或是嘗試延長生病的治療，基本上都不會改變這個事實跟結果，都已經不再有意義。

　　我直接告訴你，你是癌症末期的病人，你露出那種不可置

信的表情，其實我也是。

　　我很難相信，在你做了那麼多的治療跟檢查後，竟然沒有人告訴你已經沒有檢查跟治療可以做了，還是其實醫生都有告訴你，只是你一直否認、抗拒，你只聽得到你想聽的，所以你不知道你是癌末的病人，而這個事實必須由我這樣的一個疼痛科醫師來告訴你，而你必須知道大多數的疼痛科醫師是不善於解釋病情的，尤其是癌症，我們的病人大多數診斷已經明確，外科醫師束手無策，轉介過來的目的只是希望止痛，最後的路上好走。

　　回到家後，我開始檢討為什麼我癌症的病人很少。我的老師在日本還是專門從事緩和醫療的，我想起我的學弟有一次跟我說，他有一次幫一位因疼痛無法出院回家過年的癌末病人做了一個治療，那個病人終於能夠回家過年，最終病人在家裡往生，他覺得超有成就感的，我說我知道啊，所以我們應該要去安寧病房或是血液腫瘤科演講，跟他們合作，讓他們知道疼痛科能夠做什麼，讓更多癌症的病人疼痛都能得到適當的治療。

　　但是我們最終都沒有去，為何我們都沒有去？

　　或許我們是懶，或許我們是心中有太多想做的事，但是一直沒有踏出那該踏出的第一步，或許我們是恐懼。

　　醫者心中最深的恐懼是病人藥石罔效，受到病情折磨，而

我們必須一直看著病人受苦，最後一直看著病人死亡，而死亡後伴隨著家屬的眼淚還有悲傷，簡直就像是人間煉獄，一再的讓人卻步，想要參與卻又害怕參與，我們明知可以讓更多癌末病人得到更好的止痛治療，卻也一直停留在原地踏步。

　　大概是我太直接太直白了，你沒辦法接受，你並沒有接受我的建議接受治療，也不願意服用嗎啡，最後你甚至沒有再回診，大概是我沒有得到你的信任，還是那就是你的個性使然。

　　在花東地區，我偶爾就會碰到這樣的病人，他們在我們醫院診斷出癌症，但是他們最後會到北部的醫院接受治療，因為他們認為我們是鄉下醫院，一定不像北部那樣進步，或許在某方面是對的，但是有時候北部的醫院不一定比較好，尤其是當疾病已經發展到像你的那種程度。

　　那你現在呢？還好嗎？疼痛有沒有緩解一點，雖然我沒有給你適當的疼痛治療，但是我希望你最終還是找到合適你的疼痛科醫師，接受治療，讓你自己好過一點，好嗎？

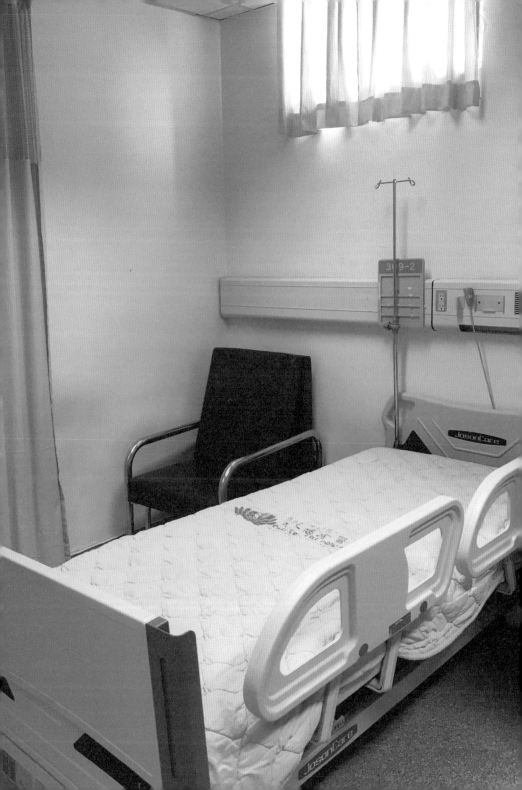

不知道怎麼說抱歉

關於過年我有很多悲傷的記憶，因為這些悲傷的記憶，我往往不能面對過年時那種合家歡樂團圓，或是愉悅的假期氣氛，有時候我甚至刻意安排上班，用忙碌來逃避面對這些氛圍所帶來的壓力。

有一年的年節，我支援鄉下的衛星醫院，急診室的對講機傳來救護車即將送來一位心跳停止的病患，所有的醫護人員都站在急診室的門口嚴陣以待。

患者年約四十多歲，在家中失去意識，救護車到時，發現患者心跳已經停止，於是開始心肺復甦，我熟練地接手，用喉鏡挑起病人嘴巴，準備幫病人插管，我發現整個口腔裡都是

鮮血。我心裡臆測，大概是長期飲酒引起肝硬化，最後食道靜脈出血，這個問題普遍地存在鄉下醫院的急診室裡，患者大多是原住民，因為長期酗酒引起末期肝硬化的一個併發症，病人心跳停止的原因大概是低血容性休克，或者是被自己的血液嗆到，最後淹死在自己的體液裡。

我們開始幫病人壓胸、施打強心劑，患者的姊姊哭紅著雙眼，一臉驚恐不斷地從急救區圍簾外的縫隙裡，關心著我們急救的進展，時間一分一秒地過去，病患並沒有恢復心跳的跡象，終於三十分鐘到了……

三十分鐘，是放棄急救宣布病患死亡的一個分水嶺，心肺復甦一旦超過三十分鐘，救回病患的機率便會大大地降低，就算救回來，也會因為長時間的心肺復甦，血液灌流不平均的問題，往往帶著嚴重的腦傷，一般在這種狀況下，我們都會選擇放棄，而且病患並不只是接受心肺復甦三十分鐘而已，他在到院前已經在救護車上壓胸三十分鐘了，也就是整整超過一小時了。

但是，我不知道要怎麼放棄。幫病人壓胸的手，儘管隔

著手套都還能感受到病人的體溫，雖然這個餘溫正逐漸地消逝中，這似乎暗示著我，這個患者依然還活著，只要我一直壓下去，或許還會有機會，一旦我停了，他就真的死了，而且他的姊姊正在簾子外等待著一個解釋、一個希望。儘管已經從事醫療這麼久了，我依然不知道要怎麼出去跟家屬解釋，他的親人死了，我們已經盡力了，我們很抱歉沒有把她的家人從危急的邊緣帶回來……我很不習慣毀了他們的期待、家屬的希望，在這個應該是家人要團聚的年節裡，獨留破碎的心給她。

因為病患實在太年輕了，我並不想放棄，內心掙扎著，明知再壓下去可能也只是增加往生者的痛苦而已，但腦海裡仍一直盤旋著，醫療有沒有奇蹟？或許教科書錯了，誰會知道？直到護理人員用一種狐疑的眼神看著不知道到底在做什麼的我。

我們開始幫病人整理遺容，擦拭經過急救後殘留在患者身上的血漬，換上新的衣服……我看過很多失去至親的家屬，遭到這種橫禍，在心裡沒有準備的狀況下，大多數的家屬會崩潰地大聲啜泣，有些則是不斷地拉著我們的手，幾乎要跪在地上求我們繼續救下去，千萬不要放棄，他們相信奇蹟，醫療一定有例外，他們的親人一定會再活過來……患者的姊姊並沒有太多的激動的情緒，你只能從她泛紅著雙眼的淚水中，知道她強忍著悲傷。

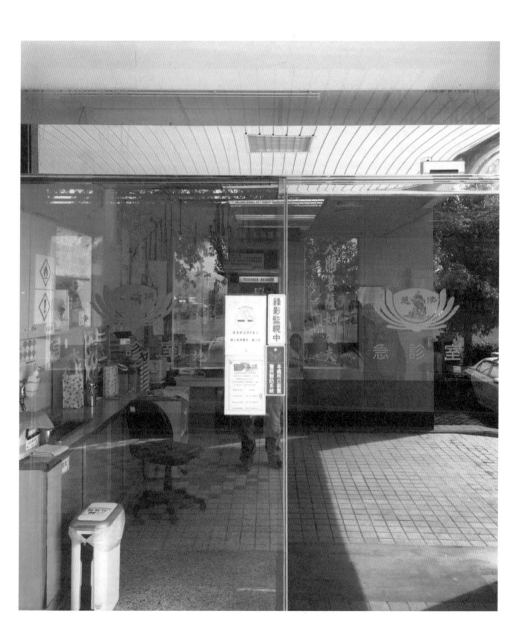

她不斷地叫著她弟弟的名字，告訴弟弟，他們要回家了。我望著她即將離去的背影，內心滿溢著複雜的情緒，就在這時，她做了一件令我驚訝，而且我從來沒看過的事，在她離開急診室的大門，即將搭車離去的同時，突然轉過身，對所有的醫療人員鞠了一個九十度的躬，說「謝謝你們」。

希望

「依著約定，於腰際繫一壺溢融北國芳醇之酒，來到相約處所，於夢亦幻裡，擊箸擊甌，醉了滿眸的樹，葉子於不勝酒力的眸瞳嫣然舞落，復欲邀飲的良摯已然蹣跚，隨侍旁側的我緊忙攙定，正欲返休，卻聽一林楓華窸窣，猶似應答：『休、咻……』」

以前在醫學院讀書時，當時老師曾經開過一個玩笑，但倒也是事實，他說：「內科疾病中有百分之三十的疾病，不管怎麼治療，永遠都不會好，剩下的百分之七十就算不去治療，自己也會好……」

病友Ａ十八歲時就讀東部某大學國文系，才思敏捷。正是青年才俊之年，一日與友騎車相載，與砂石車相撞，砂石車司機不但不設法相救，反而倒車，反覆輾過，欲置之死地，不過，當病患被送到醫院急診室時，竟然還有一息尚存，經過我們不斷的急救，反覆的手術、清創、截肢、植皮，總共歷經了約六十至七十次大小的手術，患者竟然被我們救活了。

然而，病患後來的發展，卻讓我們覺得把他救活竟是一個

錯誤。病患存活之後，因下背部及骨盆嚴重受創後，所有肌肉都因壞死而移除，僅剩一層薄薄的皮膚，同時因神經受創併發嚴重的神經痛，臀部沒有肌肉，病患因此也就無法坐著，也無法平躺，來求診時會以一種很奇特的姿勢趴在輪椅上，令人心酸。數十年來經過不斷的嘗試治療，所有教科書上及書上沒寫的另類療法也都試了，至今仍束手無策，有時候我不得不懷疑醫療的進步到底創造了甚麼，我們救活了患者，卻也創造了各種難以解決的後遺症，病患最終只能依靠著嗎啡類藥物維生。

隨著時間過去，神經痛的狀況更加劇烈，嗎啡大概也產生了耐受性，漸漸失去效用，病患的皮膚變得無法碰觸，一旦碰到便會引發疼痛，醫學上稱之為「allodynia」，甚至天冷之時衣服也都無法穿著，因為衣服只要碰到皮膚患者就會感到疼痛，有時候受損的神經也會讓患者有被火燒過的灼熱感，於是冷熱交替，猶如煉獄。

疼痛基本上是一種受到詛咒的疾病，它會讓你的心跳、血壓增高，分泌壓力性賀爾蒙，慢慢的你的情緒會受到影響，會變得失控、易怒，全身像刺蝟一樣，於是你開始有人際關係的障礙，家人、朋友沒辦法跟你相處，也無法了解你的疼痛，然後你會陷入憂鬱、失落，最後因為你要常常請假去醫院，疼痛讓你工作效率不彰，漸漸的你會失去工作，而後醫療的支出又

不斷啃蝕你最後的存款，如此惡性循環。基本上，這就是疼痛科病人的生存模式。

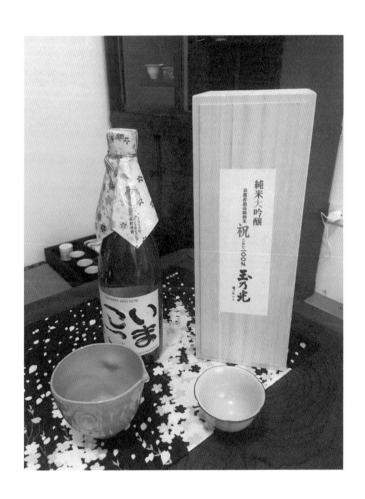

有一天他說他累了，十幾年來與疼痛對抗，已經筋疲力竭，而多活了這幾年也已經足夠了，但礙於自身的宗教信仰他不能自殺，希望我可以為他施行安樂死，因為我是他最信任的醫者，我已經陪伴他多走了十多年……然而因為我已經陪他多走了這麼多年，我怎麼有辦法用那種方法看著他走？

　　過了幾天，他寫了一首詩給我，言詞華美，之前他就寫過無數的詩給我，但我國文造詣極低，常常沒放在心上……詩裡常常有很多的隱喻，令人無法理解……卻聽一林楓華窸窣，猶似應答：「休、咻……」，「休」是要我答應的意思嗎？「休」是指永遠的休息嗎？當存活已完全看不到希望，可以選擇死亡嗎？而死亡是解脫嗎？是最終的休憩？依照佛教的理論人永遠不會死亡，會不斷地生死流轉，從一個軀殼換過一個軀殼……

　　我想起我的老師告訴我的一件事：幾年前有一個很年輕的女孩，是一位田徑選手，有一天突然半身癱瘓，經過診斷是一種很罕見的運動神經元的疾病，女孩問說：「她這一生還有機會再跑步嗎？」我的老師回答說：「依照他的經驗看來，這個機會是很渺茫的……」從此之後，他就再也沒看過這個女孩，過了兩年，有一天，他又看見這個女孩坐著輪椅來到他的診間，他一看到馬上就想起來，同時心中暗想當初他的猜測果然

沒有錯！

　　突然間，這個女孩從輪椅裡站起來並一溜煙地跑出診間！原來女孩是回來謝謝我的老師：「謝謝醫生當初告訴我實話，但同時也帶給我希望……」原來女孩消失這兩年受到了激勵很積極的做復健，現在她不但又重新站起來，而且也恢復往日的身手，在田徑場上奔馳。

　　我受到極大的挫折，當你的患者要求他的醫師幫他「安樂死」的同時，是不是意味著在面對絕對絕望的環境中，我並沒有帶給病人希望？當在藥石罔效的狀況下，病患僅能靠著希望過活才能稍微過得好一點，然而在面對這百分之三十永遠不會被擊敗的疾病，我又該如何帶給病人希望？

Chapter
2

就算病人僅有百分之一的存活率，
也會拿那百分之一去賭那可能失敗的百分之九十九。
贏了，患者可能奇蹟般的康復，
但若不孤注一擲，就永遠沒有機會，
我的字典裡沒有「放棄」兩個字。

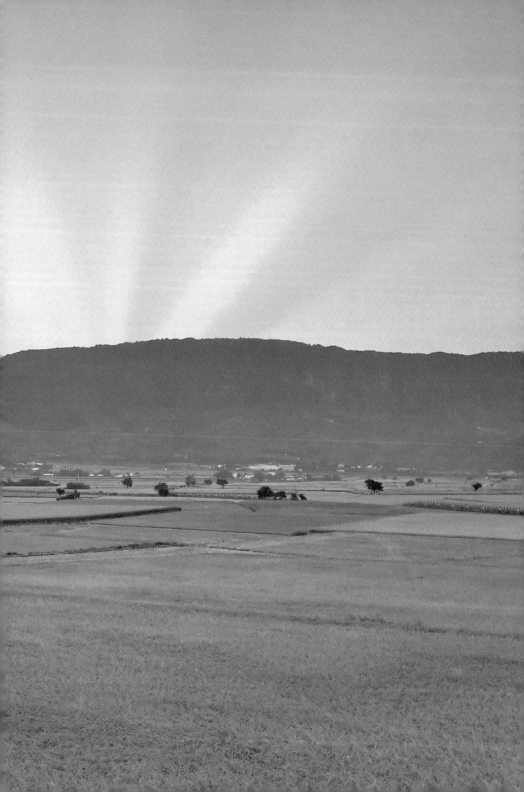

醫者最大的敵人

　　一起在醫院工作的同仁，在一次健康檢查中被診斷出是癌症末期，之後併發骨頭轉移伴隨著劇烈的疼痛，我決定幫她作一個簡單的治療，緩解她的疼痛。可是因為她痛到無法平躺，便以一個奇怪的姿勢半斜躺著，在治療的過程中，她痛到不斷地呻吟並扭動她的身體，因為大家都彼此熟識，見到她受到病痛的折磨，總是於心不忍，就在這時，擔任我助手的護理人員竟然轉過頭去開始啜泣起來，一時間，護理人員的低聲啜泣夾雜著病患痛苦的呻吟，不斷地干擾我的思緒，動搖我的心志。這本只是一個簡單的小治療，平常根本難不倒我，我是一個判斷精準的麻醉醫師，可是今天不知怎麼了，無論怎麼樣，針都打不到我想要的位置，我決定終止治療，讓彼此喘一口氣。

　　我就像一個戰敗撤退的士兵一般，倉促而狼狽地逃離現場。

　　治療失敗的消息很快就傳遍整個開刀房，就在我

思忖下一步該怎麼辦時，另一位前來關心的護理人員突然間緊緊抓住我的手臂，對我鞠了一個四十五度的躬，滿眼泛著淚光，求我一定要幫助這個患者，因為患者以前是她的直屬上司，對她非常好。

這些護理人員平常都是訓練有素，看慣生離死別，鍛鍊出猶如鋼鐵一般的心志，在這麼短的時間內，竟然一個接著一個在我面前相繼落淚，簡直讓我不知所措，信心完全潰散，好像有一千雙眼睛瞪著我，看我接下來一步要怎麼處理。

情感是醫者最大的敵人，情感讓人軟弱，失去客觀的判斷，讓人的表現往往低於預期的水準。我們希望可以解決病人的疼痛，但過程中卻也不免帶來另一種痛苦，有時覺得自己的內心並不像外表所看到的那麼堅強。

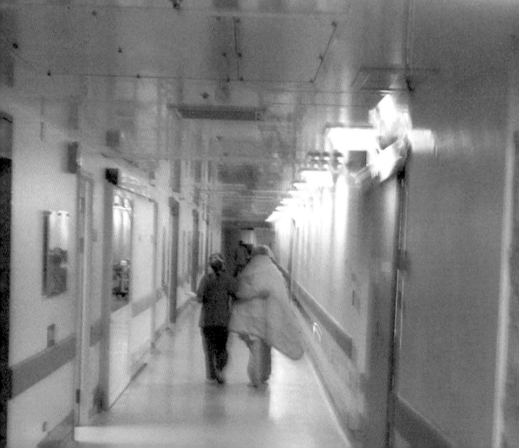

　　我時常佩服那些從事臨終照顧的醫療人員，不曉得他們是怎麼辦到的，可以不斷地「無情地」送著病人離開，或許這種看似無情，才是真正的有情吧，一而再再而三，經歷這麼多死亡與人性的脆弱，仍能秉持著初衷，繼續從事相同的醫療業務。而我，是一個不擅長處理分離情緒的人，面對這樣的挫敗與自己內心的軟弱，讓人覺得無處可以躲藏。

失去不只是失去

　　病人是一位中年婦女，口腔癌開過刀，長期在我們醫院追蹤。

　　有一天她來到疼痛科門診，主訴右邊胸口疼痛，並抱怨最近一直感冒，久咳不癒，看了好久的醫生都不會好。我一聽心中暗忖不妙，癌症病史、胸痛、久咳不癒，加起來大概就表示癌症已經轉移到肺部了，我幫她照了一張胸部的 X 光，果然整個肺葉都白掉了，佈滿了轉移的癌細胞。

　　對病情解釋，我並不十分擅長，尤其是對一位癌症末期的病人，總覺得要由我親口來摧毀病人的希望，親眼看著病人的天塌下來，十分殘酷，好像摧毀他人生的是我，而不是癌細胞。我給了她一些嗎啡止痛，並將受到癌細胞侵犯的肋骨，用純酒精將肋間神經燒掉，希望這樣可以減緩她的疼痛。

她跟我說她是一個單親媽媽，有一個正在讀高中的兒子，就要畢業了，她說她還有一筆錢，問我有沒有比較好的化療藥，她想要活久一點，好可以參加孩子的畢業典禮。

　　有人這樣形容化療，三分之一有效，三分之一無效，三分之一會因為化療藥物的副作用反而提早死亡，而所謂的有效也只是多活幾個月的時間而已。這多買來的時間，會因為化療所產生的副作用，諸如噁心、嘔吐、虛弱等等，必須反覆長期住院，生活品質低落，到底值不值得，見仁見智，對癌症末期的病人，大部分的疼痛科醫師都會傾向不要化療，我們的任務是減緩病人的疼痛，陪伴病人走最後一段人生的旅程。

　　我跟她說化療藥所費不貲，效果怎樣還是未知數，而她的兒子即將畢業，或許要去念大學，應該會需要那筆錢，這讓她猶豫了。

可惜，她並沒有太多考慮的時間，疾病進展得異常快速，兩、三個禮拜後，她就因為肺積水、呼吸衰竭而死亡，臨死之前，她將小孩託給她的弟弟照顧。

　　我以為這件事就這樣過去了，過了很久，久到我幾乎就要淡忘了，一天，她的弟弟帶著他的媽媽因為下背痛來看我，我才又想起她來。

　　閒聊之間，我順口問起她的小孩的近況，得知那個孩子高中畢業後，可能還是有一些經濟壓力，也或者，單純是怕拖累他的舅舅，後來選擇了讀軍校。有可能是因為失去母愛的悲傷，加上軍旅生涯的苦悶，那個孩子最近心情不太穩定，一直打電話來跟他訴苦，說適應不良、想要休學，他只能一直鼓勵他，要他忍耐、繼續堅持下去。

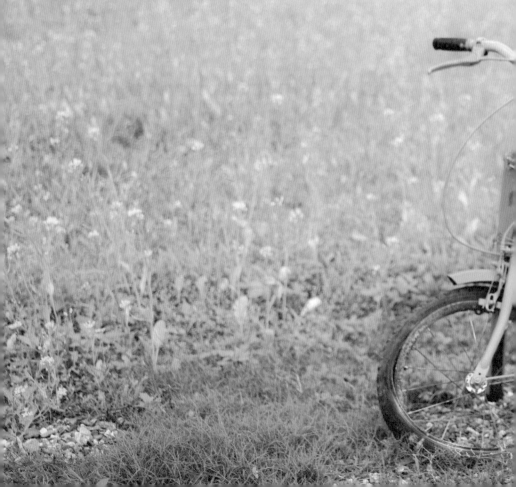

我聽了之後，心裡一直覺得忐忑不安，覺得那孩子就像是一個快要溺死的孩子，他一直向大人的世界發出求救訊號，而我們大人，只是遞給他一根小小的樹枝，就叫他要堅強的繼續跟整個世界對抗……可是我好像也不能做什麼。

後來又一段時間沒有其他消息。直到有一天，弟弟又帶著媽媽回診，離開診間前，他躊躇了一下，欲言又止，他說那個孩子前一陣子在軍中自殺了，我聽了大吃一驚，心裡十分懊

惱，假如當初那個孩子，知道他的媽媽是那樣努力掙扎著想要活下去，想要參與他的畢業典禮、參與他的人生，都還不可得，那他還會這樣輕易地放棄自己的生命嗎？

我以前一直以為，只要緩解了病人的疼痛，送他安穩的離開，我的工作就算成功的結束了，直到現在我才知道，當我失去一個病人之後，其實不只是失去一個病人。

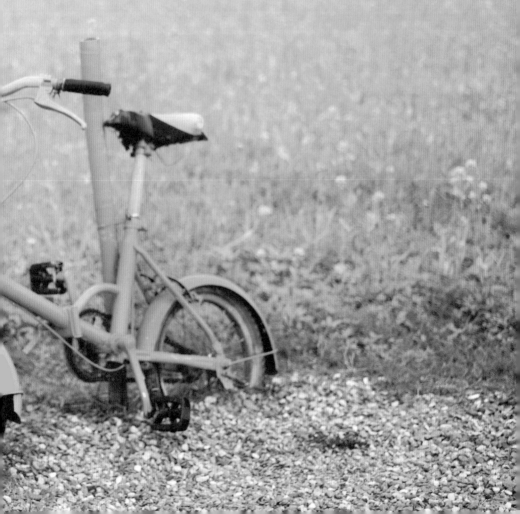

失去

　　GIST：胃腸基質瘤，這是一種相當罕見的疾病，是一種好發於胃腸道會危及生命的軟組織腫瘤，治療的方式是以外科手術切除，儘管如此，仍有一定復發的比例，復發後再儘量切乾淨，配合標靶藥物治療，雖然是惡性腫瘤，但是一般只要控制的不錯，病人仍然可以存活相當長的時間，有人因此戲稱這種腫瘤是最良性的惡性腫瘤，像慢性病一樣，患者會終生與之共存，病患會不斷地歷經手術、復發、再手術、化療⋯⋯直到有一天不能再手術為止。

　　患者年約七十多歲，兩年前接受 GIST 外科切除手術，這次因為復發再度入院。那一年，我還只是一位住院醫師。手術前一天晚上，我的工作就是到病房做麻醉前訪視，因為我手上有一大堆的病人等待訪視，怎麼看都看不完，一般若是健康 ASA class I 或是 class II 的病人，我總是以連自己都感到不可思議的速度訪視，一點唇舌都不願意浪費，也沒有時間浪費。

　　我看到這位患者時，本想照例在很短的時間解決，這種開

腹手術我已經看過一些，胸有成竹，難不倒我，但我跟患者講話時，發現他臉上閃爍著怪異扭捏的表情，那種神色我看過，且很熟悉，那是一種對手術充滿畏懼、對未知的未來充滿惶恐與不安的表情，我心中不忍，便坐在床邊多跟他聊了幾句，臨走前，我拍了拍他的肩膀，告訴他一切都會沒事的，請他放心。

　　手術一開始，就沒有想像中順利，病患因為前次手術的關係，腹膜內沾黏得非常嚴重，只見外科醫師異常小心，戰戰兢兢地分開沾黏的組織，時間一點一滴地過去，患者的體液也不斷地流失，傷口不斷滲出血水與組織間液，手術歷經了十幾個鐘頭後結束，失血超過 2000cc，面對一個這麼長時間的麻醉，殘存的麻醉藥、大量失血導致潛藏的體液與離子不平衡、手術後的疼痛……諸多因素加起來，我評估患者術後有呼吸衰竭的可能，加上醫療人員已經筋疲力竭，在大夜的時候要照顧這種患者，出事的機會實在太高了，我希望病患可以去加護病房，但是在那個醫療資源匱乏的年代，要得到一床加護病床難如登天。

　　患者在恢復室時，果然如我預期的發生呼吸衰竭，血氧值慢慢地開始往下掉，我決定再次幫病人插管，對一個合格的麻醫而言，幫病人插管並不是一件很困難的事，我已經為此練

習過不下數百次了，但當我挑起病人的喉頭時，出乎我意料之外的，竟發現病人的鼻胃管在一個不恰當的位置，意思是這條鼻胃管並沒有發揮應有的引流的功能，過去十幾個小時，累積的胃液、腸液、手術的血塊都沒有得到適當的宣洩，沒等我的驚訝平復，這些胃內的內容物反溢而出，瀰漫了整個插管的途徑。

病人發生吸入性肺炎、呼吸窘迫症候群，儘管用盡了各種想得到的方法，幾天後依然不幸往生。

這是我行醫以來第一次失去病人，我覺得他不應該在這時候，以這種方式死亡，假如手術成功的話，他應該可以再多活三、五年，我本來有機會救他，可是我卻提前結束了他的生命，假如我的動作可以再快十秒，在他嘔吐之前就建立呼吸道，他可能不會死，這十秒變成一條難以踰越的線，一筆劃開了生與死的交界。

這是我這一生感到最後悔的事。年輕的時候為了體驗人生，各種荒誕不經的事，多少都做過一些，但鮮少感到後悔，有時甚至還覺得洋洋得意，唯獨這件事，我應該要做的更好，但是卻失手了，我著實覺得抱歉，一直覺得虧欠他一條命，假如人生可以交換的話，我願意用我的壽命去換他回來，可惜人

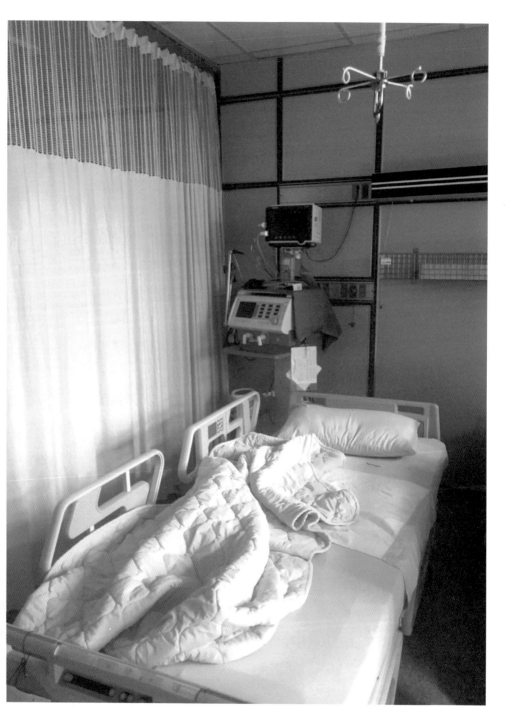

生不能交換，他再也回不來了。

　　病人離開之後，我好像靈魂跟肉身分開一樣，過著行屍走肉的生活，我依然每天都去醫院，但我都沒有在工作，晨會過後，我就坐在討論室角落的沙發上哭泣，那裡剛好有個角落，外邊的人看不到。我鎮日以淚洗臉，不知道為什麼，只要看到麻醉機，眼淚就會不自主地掉下來，完全沒辦法控制，我永遠都記得當我面對著麻醉機哭泣時，有一位麻姐站在我的背後，輕聲對我說：「要加油……」

　　那段日子我不曉得是怎麼度過的，時間一天天的過去，傷痛卻始終沒有痊癒，他好像一直跟著我，在我心裡形成巨大的黑暗與陰影，偶爾便會從腦海裡翻湧出來，然後又消失隱藏到潛意識裡去，每一次憶起又消失，之後再憶起再消失，就好像歷經死亡又投胎轉世，再死亡再轉世，不斷地輪轉，永遠沒有解脫之期。

　　跟病人建立起情感是一件很可怕的事，我的學弟曾經很感性地告訴我說，他沒辦法看疼痛門診的原因之一，是因為這些病人都不會好，長期在門診追蹤之後，病人與醫師之間會建立起一種特殊的關聯性，他害怕跟病人建立起這種關聯性之後，卻又必須承受失去病人的痛苦，那種感覺就好像失去親人一

樣，原本熟悉、親密的感覺就這樣消失在空氣中，再也體會不到。

一般麻醉醫師的特色是，我們見到病人的五分鐘內，就會讓他睡著，我們陪伴病人的時候，他們一直是在沉睡狀態下，醒了之後，我們又會很快的送他們離開恢復室，彼此的交集不深，誰都不會記得誰，自然沒有情感的牽絆。

但現在，我不時的想起那一個遙遠的夜晚，當我坐在病人的床畔跟他說話時，那短短幾分鐘，我彷彿已經跟他建立了超過一般醫病的情感，你很難想像幾個小時前，還跟他說著話，安慰他說不會有事，一定會好起來，但幾個小時後，卻眼睜睜地看著他死，怎麼救都救不回來，就這樣變成一具冰冷冷的遺體。我需要一個藉口來救贖我自己，但我怎麼想都想不到，我怎麼都無法原諒自己。

西元二〇一六年，今年是我失去那個病人的第十一年。

簾裡簾外

無線電:「武陵橋發生重大車禍,駕駛受困車中,救護人員已經在前往搶救的路上。」

台九線往南武陵橋處剛好是一個長下坡,加上車道筆直,在這裡用路人往往超速,稍有閃神連人帶車衝出車道、撞上山壁時有所聞。

我站在急診室的門口,等待救護車。患者到院前死亡,救護車的後門打開時,救護人員正在幫病患壓胸,我趕緊接手,並匆忙地看了病人一眼,他半睜著一隻眼,口鼻不斷冒出血來,左手嚴重變形,應該斷了好幾節,救護人員幫病患放了一個喉罩以幫助病人換氣,這種喉罩並不是密閉型的,只是危急時用來應急時使用,因為不是密閉型的,每壓一次 ambu(人工急救甦醒球)都會漏氣,而這漏出氣體將口鼻裡的鮮血不斷地噴濺到我的身上,患者的頭部有一道撕裂傷,每壓一次胸,鮮血便從這道傷口流出來,沿著床緣再滴到地板上,濺得我的褲管鞋子都是鮮血。

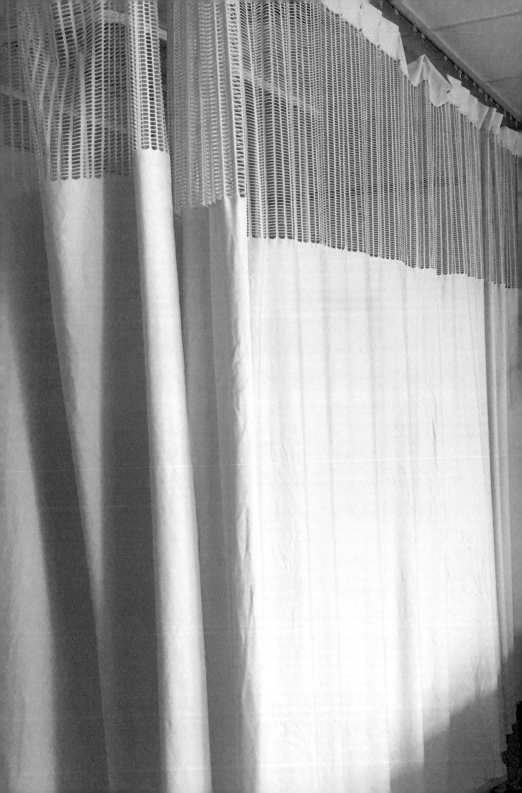

我顧不得滿身都是鮮血，趕緊幫病人插管，並持續的壓胸，家屬在同一時間也趕到醫院。急救的過程往往相當駭人，為了避免家屬看到病人的慘狀，我們反射性地拉起圍簾，將家屬隔絕在簾外，只是這圍簾難免有空隙，有時候過度關心病人狀態的家屬仍會從縫隙裡窺視我們在做什麼、病人有沒有起色。

　　簾子外，斷續傳來強忍著淚水的話語聲，他的妹妹一直叫著他的名字，最後變成近乎歇斯底里的嘶喊，「哥！你起來……你快給我起來……」那語氣就好像在對一個任性賴床的孩子生氣，以為只要用命令的語氣，就能把他從沉睡裡喚醒。眼前的一切應該都不是真的，只是小時候哥哥跟妹妹在開玩笑，是辦家家酒遊戲裡裝死的一場惡作劇吧。

　　急救的時間差不多到了，病人完全沒有起色，醫學上他已經是一具屍體了。有時候當你一開始幫病人壓胸，就不知道該什麼時候停止，好像我一直壓，血不斷地從他的傷口裡冒出來，就代表他還活著，還有血液循環，還沒有真正死去，這叫我怎麼有辦法停止？萬一我停止，血就永遠不會流了……

　　三十分鐘到了，病人沒有恢復心跳，我準備放棄，我走出簾外，跟家屬宣布急救無效，家屬紅著眼睛，跟我鞠躬道謝，直說辛苦了。對這種道謝我常覺得受之有愧，我沒有成功把他們的親屬帶回來，在這一場跟死神的拔河裡，我輸的一敗塗

地，一條圍簾從此隔開了人間與冥界。

我們幫他整理了儀容，擦乾身上的血液，蓋了棉被，儘量讓他看起來像睡著一樣安詳，再讓家屬進來看他最後一眼。拉上圍簾，在急診室裡隔出一個小小屬於他們家人的小小空間，我則開始簽署相關的死亡證明。圍簾裡傳來隱隱啜泣的聲音，那是想哭卻壓抑著放不開情緒，想吶喊卻叫不出聲來，突然又碰出一聲巨響，像孩子不小心打破了碗，「你、你怎麼可以留我一個人在這裡？」接著又是一連串的哭泣聲⋯⋯像極了冥界裡的哀嚎、憤怒、心碎、絕望種種情緒交雜，我好像也開始糊了眼，越來越看不清楚眼前的病歷寫些什麼。

聞訊趕來的鄰居親友越來越多，幾乎佔據了整個急診室，大家都不敢相信眼前的情況，「怎麼會發生這種事？他是一個好人，是小鎮國中的主任，現在退休了還在當志工，幫忙帶學校的孩子，這種事怎麼會發生在他身上⋯⋯」

這時，我們的護理人員才突然驚覺，這名字好熟，原來病人是她的國中老師，她剛剛是壓在她國中老師的胸口上，這因車禍殘破的容顏竟然讓人分不清彼此的距離是這麼的近，卻又已經隔了太遠。

一條薄薄的圍簾隔著兩個世界，在那個世界裡有我破碎的心。

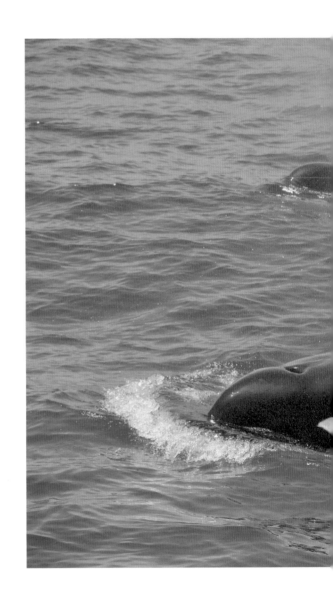

孩子，我們修補好你的心臟了

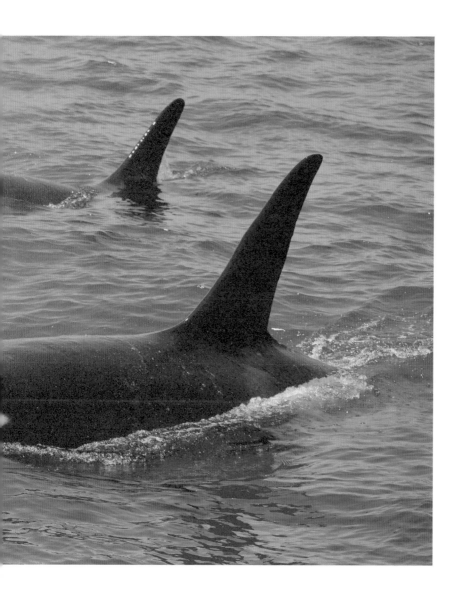

麻醉包括幾個部分，第一睡著失憶，手術的過程牽扯到對組織的破壞還有重建，整個過程相當駭人，為了避免病人意識到自己的身體被醫療人員開腸剖肚，我們必須確保病人在整個手術的過程是睡著，而且不記得任何事情，一般經由吸入性麻醉藥物，或是靜脈注射安眠藥物達到這個效果；第二止痛，組織破壞後會產生痛覺的生理反應，導致血壓升高、心跳加快、壓力性荷爾蒙分泌，這些生理反應必須控制在一定的範圍，不能無限制地增長，不然會對身體有害，所以必須給予止痛，一般經由靜脈注射嗎啡類藥物來達到這個效果；第三不動，病人睡著又得到止痛後，仍然會存在某種程度的脊椎反射，對於手術的刺激，肌肉會產生痙攣，干擾手術進行，這個現象就好像腳踩到圖釘會突然縮回來一樣，所以為了讓病人不動，我們會施打肌肉鬆弛劑。

　　這三個要素必須維持均等，但是在少數的狀態下這三項條件可能會失衡，使用的麻醉藥物量不足以讓病人睡著，卻又同時使用了肌肉鬆弛劑，病人會發生手術中甦醒，意思是病人在手術到一半時就醒過來了，卻因為施打了肌肉鬆弛劑，所以不能動，無法表達，但是意識卻很清楚，可以清楚聽到醫療人員講話，甚至感受到醫療人員用手術切開他的皮膚……當發生這種狀況時，我們必須在最短的時間內加重麻醉深度，但因為病

人無法表達，所以醫療人員也無法意識到病人已經甦醒，手術中甦醒是所有病人及麻醉科醫師的噩夢，嚴重者，病人會發生心理傷害，產生創傷後壓力症候群。

然而令人沮喪的是到目前為止，並沒有真正有效的生理監測器，可以告訴我們病人是不是醒過來了，要不要增加麻醉深度等等，所有的生理數據都只是參考值，每個麻醉醫師根據這些數據，再憑藉著自己的經驗調整麻醉深度，所以這種意外到目前為止沒有辦法完全避免。

而會發生術中甦醒的其中一個原因可能跟低血壓有關，因為大多數的麻醉劑都會導致血壓降低，假如血壓在短時間拉不上來，麻醉醫師會反射性地降低麻醉深度以維持病人的血壓，這時候病人就處在手術中甦醒的風險之中，最常見的又以心臟手術為首。

病患十二歲，三十二公斤，罹患先天性心臟病，嘴唇及四肢末端發紺，呈現駭人的紫黑色，這是一種缺氧的症狀，一般這種先天罹患發紺性心臟病的孩子一出生必須馬上手術，否則會因為缺氧而死亡。可是，剛出生的孩子有時候太脆弱，經不起心臟矯正手術，所以我們會先做「姑息手術」，所謂的姑息手術是想辦法增加肺部的血流量，以改善缺氧的狀態到一個

雖然不正常卻可以忍受的範圍，等到孩子長大一點之後，再回來做心臟矯正手術。做過姑息手術的孩子，還是存在著某種程度的缺氧問題，平日不能經常運動，稍劇烈一點的活動，也會有吸不到足夠氧氣的情況。這種孩子一般非常瘦小，因為體重的增加對心臟也是一種負荷。

病患來到開刀房時呈現一種漠然的狀態，他一直在玩手上的電動玩具，對開刀房裡冰冷的環境、醫療人員忙進忙出，在他的身上貼滿各種生理監測器的舉動，完全不予理會。這種孩子一生都很辛苦，反反覆覆進出醫院，加諸在身上的治療跟檢查不計其數，對醫療人員反應漠然，成為必然的一種自我保護的方式，我可以理解。

因為心臟會不斷地跳動，要在跳動的心臟上手術基本上是很困難的，所以我們必須暫時性的讓心臟停止下來，心臟停止之後，血液的灌流也同時停止，便會開始缺氧，因此，心臟停止的時間必須越短越好，否則心臟細胞會因會缺氧而壞死，手術結束後就再也跳不回來。所以，為了保護心臟，我們會將病人的體溫降低，以減少氧氣的消耗跟代謝，整個心臟就好像是冬眠一樣，這樣就可以爭取更多的手術時間，等到手術結束，再將心臟升溫喚醒。

心臟停止之後，為了維持周邊組織血液的灌流，我們會使

用一個人工幫浦來代替原本跳動的心臟，這個動作叫做「體外循環」，首先將原本要回到心臟的缺氧血連接到一條管子，導入人工幫浦，給予氧氣之後，再將含氧血用另一條管子導入主動脈，之後再給予一個壓力運送到全身的器官去，體外循環基本上是一個違反正常生理暫時的權宜之計，同樣的時間必須越短越好，時間一長，血球會開始破壞產生溶血，凝血功能會失調導致出血等等諸多併發症。基本上，心臟手術是一個跟時間賽跑的競賽。

能夠做小兒心臟矯正手術的外科醫師是外科醫師中的外科醫師，這種罹患先天性心臟病的孩子，有時候只有巴掌大小，要在那麼細的血管，那麼小而且發育異常的心臟上做手術，考驗著外科醫師手的精細還有穩定度，這些醫師都是菁英中的菁英。

手術進行得並沒有想像中那麼順利，外科醫師花比平常更多的時間來修補心臟，時間一點一滴的流逝，每過去一秒鐘，病人存活的機率便少一分鐘，龐大的時間壓力一直籠罩著整個開刀房。這個心臟太脆弱了，血管縫合處一直出血，外科醫師嘗試修補出血處，可是每縫一針便多出兩個針孔的傷口，鮮血從新修補的傷口處又滲漏出來，外科醫師開始出去跟外頭等待

的家屬溝通，說明現在手術進行的狀況，還有遇到的瓶頸，以及必須的處置。

我開始擔心，他每出去一次就帶來更壞的消息，這是一個預兆，一個手術，外科醫師出去跟家屬解釋的次數越多，表示狀況越來越糟，這對在外頭等待著一個康復希望的家屬而言無異是一種折磨。

體外循環的時間越來越長，心臟壞死的機會也越來越大，血沒有止住的跡象，每十五分鐘，便流出約 150ml 的血，這對一個只有三十二公斤的孩子而言實在太多了，外科抽吸管的聲音從來沒有停止過，聽起來就像是深夜裡迴響的喪鐘。

手術完成了，接下來只要讓病人的心臟恢復跳動，脫離體外循環，手術便成功了。但，被冰凍過的心臟並沒有想要醒來的感覺，只是微微地纖維顫動著，那是一種無效的收縮，血壓一直很低，只要人工幫浦的速率調低，就沒有辦法維持血壓。心臟受傷了，心臟手術最大的夢魘 —— 無法脫離體外循環。

群醫束手無策，現在能夠救這個孩子的最後方法是心臟移植，但是在那麼短的時間要去哪裡拿一個心臟？另外一個方式是使用暫時性的體外循環機葉克膜，直到有另一個腦死的患者捐贈心臟為止，可是使用葉克膜有可能會讓出血更嚴重……外科醫師出去跟家屬商量，我可以想像在外頭等待的家屬已經哭

嚎成一片。

　　他帶回來了更壞的消息，等待一個腦死病患捐贈心臟，等於一直期待有另外一個孩子死去，所以家屬決定放棄。可是現在病人還活著，雖然靠的是那不斷地運轉的人工幫浦，但只要幫浦一停止，我們便永遠失去他了。

　　外科醫師躊躇著不知怎麼停止運轉中的人工幫浦，我則下意識地撕掉保護病人眼睛的膠帶。突然，我發現病人的眼皮竟然微微地顫動，像是掙扎著想要睜開眼睛 —— 天啊！他醒了。因為降溫、升溫會改變麻醉藥物的動力學，使得麻醉深度無法預測，長期的低血壓，逼得我必須調低麻藥濃度，而這個濃度對他來說太低了。

　　他醒了，表示我們剛剛在討論要停掉他的維生系統的談話他都聽到了，他也可能已經意識到他的胸口被利刃鋸開，心臟上面插滿了引流血液的管子……我必須加深麻醉深度。我拿起靜脈麻醉藥想打，可是這時候的心臟已經脆弱到經不起任何麻醉藥物，這藥物一旦打下去，那微微顫動掙扎著想要跳動的心臟可能就會停止，這無異等於是我殺了他，但是如果我不打，他會感到痛苦……我是一個醫者，不是執行死刑的劊子手，我該怎麼辦？

　　手術歷經了二十個小時，清晨四點體外循環終止，心臟

微微顫動了幾下便永遠停止了，心電圖跟血壓呈現長長的一直線，開刀房裡一片寂靜，只剩下麻醉機發出的警告聲嗡嗡作響。

孩子，我們修補好你的心臟了，你可以好好休息了，以後你玩電動遊戲時，不會有人再打斷你了。

麻醉前訪視

　　被病患的家屬投訴，原因是，手術前我只跟他們說要做全身麻醉，並沒有告知可能的風險。

　　病人是一個兩歲多的孩子，只有一顆腎臟，合併多重先天的異常、發育遲緩，體重不到十公斤，全身的肌肉完全沒有張力，眼神渙散，你逗這個孩子時，也完全沒有回應，因為罹患輸尿管膀胱逆流導致嚴重的腎水腫，要來做矯正的手術。

　　在我們這個鄉下，罹患這種疾病的孩子很少，這種手術在我們醫院也做，但總沒有北部專門的兒童醫院來得有經驗，更何況這個孩子還有合併多重的先天異常，我們並沒有十足的把握，所以商請父母將病童轉到北部的大醫院去。因為，要照顧這樣的孩子需要一個專門的團隊，並不是只有手術成功就好，可是不知道為什麼，家屬堅持要在我們醫院手術，說已經打聽過了，這裡有最好的小兒外科醫師。

　　手術後第三天，病人死亡，家屬向醫院投訴所有參與治療的醫師，打算提告。我啞口無言，對這個孩子，我的印象非常

深刻，我確實只講了要做全身麻醉，其他的什麼都沒有提。

　　大多數的病人在接受手術之前，必須先到麻醉前訪視門診，經由麻醉科醫師評估生理狀況，並告知麻醉的風險，而會選擇麻醉作為終生職業的醫師，其實大多數並不是那麼喜歡看門診，主要的原因是我們不是那麼喜歡面對病人，而麻醉醫師的工作形態，恰巧正是如此。

　　我們讓病人睡著後，跟病人的互動只是一連串電腦螢幕上的生理數據的變化；手術結束，病人離開開刀房，他們什麼也不記得，既不知道我們是誰，對我們也沒有特別的感謝或抱怨，一切就好像什麼都沒發生過。

　　我當住院醫師時，其中一項工作就是要負責手術前的麻醉訪視，那個時候鑒於醫療糾紛日漸增多，老師都會交代我們，麻醉的風險要講清楚，而且講得越嚴重越好，有三分風險就講成五分、五分風險講成七分、十分的風險最好能講成十二分，目的在於讓家屬能有心理準備，這樣萬一出事了，他們才不會怪罪我們。

　　當時年輕，頭腦非常清楚，教科書裡所提的手術及麻醉的併發症可以倒背如流，每項風險我都能交代得清清楚楚，於是你發現，每講一樣，家屬的臉色就增添一分憂慮，醫學倫理裡，

所謂對病人施與侵入性治療前必須「告知後同意」，變成「告知後不安地同意」，或者是「告知後不得不同意」，有時甚至流於「恐嚇後同意」……而這並不是我們當初選擇做一位醫者的本意啊！我們選擇成為一位醫者時，不是就是想要安病人的身，同時也希望能夠安病人的心。

病人腹主動脈剝離，大出血休克，教科書上寫，這種狀態下開急診刀，死亡率高達百分之五十，還不包括手術後因大量輸血導致的肺水腫、離子不平衡、腎衰竭、中風……併發症，但是教科書沒寫的是，該怎麼解釋才能讓病人安心度過這疾病苦，我就像在背書一樣一直念給家屬聽，病人的弟弟當場跪在我面前，老淚縱橫，求我一定要救救他哥哥，我自己則嚇得手足無措。

一天的午後，我照例去病房看訪視。那一天和煦的陽光隔著窗簾灑進來，一對母女坐在病床前談天，一幅家庭和樂的景象，完全看不出母親第二天就要接受一個大手術，我只問了幾個簡單的問題就離開了，面對那樣的場景，我完全沒辦法對她們說出，她的母親有可能會死在開刀房，今晚可能是你們相處的最後一晚……諸如此類的話，深怕會帶給他們焦慮，破壞了她們手術前最後一晚的寧靜。

我決定把責任攬在自己身上，硬生生地把要說出口的話給吞了回去。

　　手術後，病人死於手術的併發症，我所耽憂的事情成真。幾年過去了，我內心依然覺得有愧，因為我沒有講實話。我沒有講實話到底是為他們母女倆保留了最後一晚的寧靜，還是讓他們失去了彼此傾吐、互相交代的最後機會？

　　我看到那個病人時，他躺在床上，一臉驚恐，這種臉色我很熟悉，我每天都看得到，這是一種對於手術，以及未知的未來的惶惶不安。於是，我犯了一個錯誤，我試圖安慰他。我坐在床緣多跟他講了幾句話，甚至給了他承諾，我答應他，我會照顧他，一定會讓他好起來……但，醫師是不能給病人康復承諾的，因為手術過程瞬息萬變，沒有人知道下一刻會發生什麼。

　　手術後，病人呼吸衰竭，再次插管時嘔吐，併發吸入性肺炎，很快就進展成呼吸窘迫肺水腫，儘管用盡了各種方法，一個禮拜後病人依舊往生。我沒有守住對他的承諾，這讓我異常痛苦，時至今日，這個擔子仍然沉甸甸地壓在肩頭，揮之不去。

　　而我該說什麼呢？當我見到那個孩子的時候，內心不知閃過了多少個念頭，其中有一個隱約的意識，「這個孩子養不大，

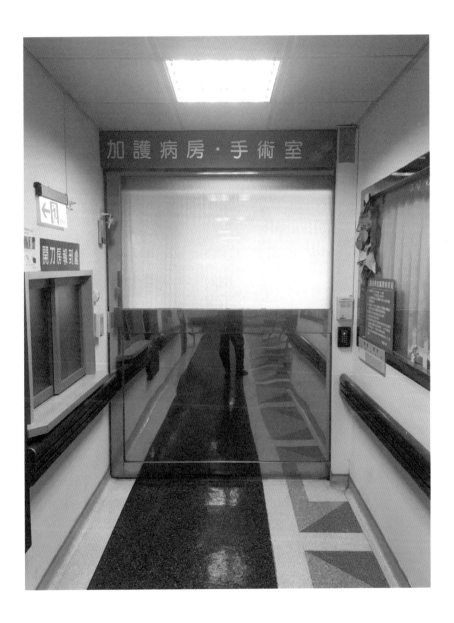

不要救了……就算養大了，對孩子本身或者是照顧者而言都是痛苦……」我不是照顧者，沒有權利決定什麼，我也知道即使是殘缺的生命，也依然有它存在的價值，都還是母親心頭的一塊肉，都還是必須盡力。

我什麼都沒有講，其實是什麼都講不出口。

麻醉前訪視，有時並不是只是解釋麻醉風險而已，經由解釋的過程，我們跟病人建立了某種程度的關係，這中間充滿了情感的交戰。

我不是那麼喜歡看麻醉前訪視門診，或許不是不喜歡面對病人，而是沒有辦法面對自己內心的情感吧。

抉擇

　　病患被怪手掃到，兩側氣胸、血胸，嚴重皮下氣腫，緊急送到開刀房。

　　我從沒看過這麼嚴重的皮下氣腫，病患胸廓腫漲，像超人一樣，臉部有一處撕裂傷，腫得像豬頭一樣，幾乎是原來的兩倍大，在呼吸器給予正壓呼吸的同時，臉部的傷口不斷的冒出氣泡……患者肺部嚴重挫傷，儘管插管使用純氧正壓呼吸，血氧濃度仍只有百分之六十至百分之七十，懷疑氣管撕裂傷導致，來到開刀房嘗試修補。

　　照例，我在開刀房的門口向家屬解釋麻醉的風險，只見患者的家屬冷冷地說：「有意外就別救了！我們沒有人有時間照顧他，我們想捐出眼角膜！」

　　當下一陣錯愕，從來只有我們把病患搞到無計可施之後，再向家屬解釋說別救了，再這樣下去只是徒增患者跟生者的痛苦，很少遇到手術都還沒開始，家屬就已經先有放棄的要求！

　　我向家屬解釋，患者年輕，還有機會，只見家屬露出某種

類似「失望」的怪異的表情，難以
形容。

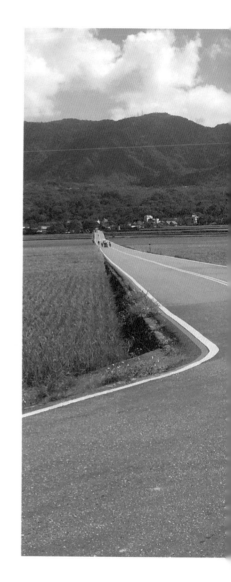

　　其實這是可以想見的。這是一
場公安意外，公安意外的背後是龐
大的保險金，而眾所周知的，從事
這些工程的人員，有許多是我們所
謂的「灰道」，他們既不是壞人，
也不是好人，遊走法律邊緣獲取龐
大經濟利益的族群。從外表看起來，
患者和我們印象和認知中所謂的
「善類」有一段距離，當然，以貌
取人是不對的，對我們而言，每一
條生命都具備同等的價值。

　　在這種狀況下，我們面臨幾種
選擇：給予保守性的支持療法，通
常，患者大部分可能會在數日內死
亡；或者，竭盡所能、不惜醫療成
本給予最先進的醫療照顧，嘗試創
造奇蹟，患者完全康復，但是這種

機會微乎其微。另一個可能性是，雖然患者康復了，卻終身失能，或是在這種血氧濃度下，很快的腦部缺氧變植物人，需要全時而無止盡的醫療照顧，然後拖垮所有的親人。

不救，看來是很合乎邏輯且明智的決定，這是一種出自對「死不了」的恐懼，我一生已經面對無數這種抉擇，看過無數悲劇，深信死不了是一種詛咒。

我想起另一個故事，有一次一位年輕人車禍，心包填塞，急需減壓，這是一種高度危險的麻醉手術，但是只要早期介入，患者預後往往非常良好，但家屬一到醫院就說：「別救他！他這一生從來沒做過一件好事，讓他走，是為社會除害……」之後無論如何都不願意簽署手術同意書。

可是，我們是醫院，不是法院，該不該死不是由我們判斷的，當患者有需要時，就必須竭盡所能的幫助他，這是倫理原則。更何況人的一生，誰沒犯過錯、做過錯誤的決定，考試都會寫錯答案，更何況人生？走錯路難道不能從來？人性高貴的價值不是諸如原諒，或者是該有第二次機會嗎？然而，若我們救活這個年輕人後，法院卻判了他死刑，或他又再為非作歹，如此一來，所有浪費的醫療成本，以及耗費的社會成本，價值何在？

但我是屬於那種完全沒有邏輯可言的麻醉科醫師，雖然一生受科學教育，卻有著如賭徒般的瘋狂性格，就算病人僅有百分之一的存活率，我也會拿那百分之一，去賭那可能失敗的百分之九十九。在這種性格下往往會有兩種極端，我贏得那百分之一，患者奇蹟康復；亦或是患者在受盡我們折磨後死去，但是，若不孤注一擲，就永遠沒有機會，我的字典裡沒有「放棄」兩個字。

　　現在的醫療比起以前更複雜了，醫學倫理的原則是，當病人不能做決定時，我們幫病人做最好的決定。但是，術後龐大的照顧成本卻一直干擾我們，當患者昏迷時，開刀為什麼需要家屬同意？患者的求生意志會不會遠遠高過這些家屬的另類考量？若家屬不同意手術，我們置之不理，若病人死亡或是成為植物人，家屬反過來怪我們時，又該如何？若我們對這些家屬的責怪有所顧忌而縮手，是不是又違背了身為醫者的初心？

　　當病人不能自決時，我是幫病人做最好的決定？還是我要幫病人家屬做最好的決定？

病人自主權

　　世界上存在著某些疼痛，永遠都不會好，只能控制，久而久之，你跟這些病人都成為朋友，最後你只能看著他們飽受疼痛折磨，然後痛苦的死去。

　　病人是一位中年男子，口腔癌手術後，做過放射線治療。因為口腔癌手術必須削骨的關係，他的右邊臉頰有一大片凹陷，他的主訴就是右邊的臉頰凹陷處有一點疼痛。我看到皮膚的表面有一個小黑點，像是皮膚壞死，然後從那小黑點裡冒出一點點滲液，看起來就不是正常的組織，就像是口腔癌局部復發，所幸發現的時刻尚早，我們建議他再次手術，切除復發的癌症，還有痊癒的機會。

　　他說他不想手術，上次手術麻醉時，他被清醒插管，那簡直比死還要難受，所以，他寧願死也不要再次接受手術，只希望止痛並接受電療，然而，電療只能減緩疾病的進程，手術才是唯一能夠完全根除癌症的辦法。

　　麻醉之後，病人的呼吸會變得微弱，甚至終止，因為幾乎

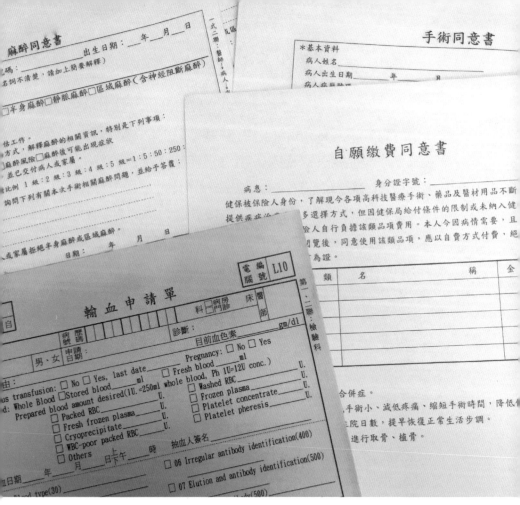

所有的麻醉藥物都是呼吸抑制劑，而且，由於病人睡著後仍然
保留某種程度的脊椎反射，在遭遇疼痛等刺激時，肌肉會反射
性地收縮，就好像腳踩到釘子突然縮回來一樣，會干擾手術進
行，因此，手術過程中，為了確保病人不動，會使用肌肉鬆弛
劑來阻斷這些反射，病人的呼吸也會跟著終止。

為了確保病人在手術過程依然能夠換氣，在病人睡著後，我們會從病人的嘴巴放一根管子到氣管，幫病人呼吸，這個過程叫做氣管插管，然而有少數的病人屬於困難插管，如口腔癌、頭頸部異常，顏面損傷等等。困難插管是所有麻醉醫師的夢魘，一旦發生困難插管，同時又無法以呼吸面罩幫病人換氣時，病人將會因為缺氧導致腦部損傷變成植物人，甚至死亡。

　　面對困難插管的病人，最安全的做法就是，讓病人在清醒的狀況下，先將氣管內管放好，確定病人呼吸道安全之後，再讓病人睡著，整個過程儘管使用了輕微的鎮定藥物或局部麻醉劑，有時候效果依然不好，病人會清楚的感覺到有異物進入到氣管，掙扎著咳嗽，十分痛苦。

　　我看了看病人張嘴的程度約略只有一指幅，臉頰大片凹陷，無法扣呼吸面罩，是標準困難插管的徵象。我開始跟他解釋，我可以先讓他睡著，再幫他插管，他不會感受到任何痛苦，當然也必須冒著某種程度的風險，但是我相信我可以做到。在生命的面前，所有的賭注都值得一搏，更何況當死亡都不足恐懼時，清醒插管又有什麼好怕的？

　　可惜，我沒有辦法說服他。或許，上次麻醉給他的壓力遠遠大過他所能承受的；也或許，我是一個無法讓病人將生命託付的醫生。

每次他來都只要求止痛，我則像一個不斷跳針的老唱盤，一直重複相同的勸說。醫學倫理中所謂的「病人自主權」，現在變成一種可恨的教條，我不喜歡看著病人消耗自己，自己卻沒有任何作為，我可以接受失敗，但是沒辦法接受不去嘗試，我想代替他，幫他做最好的決定，卻不知道什麼是對他最好的。

　　邏輯上，我必須尊重病人的決定；情感上，卻時常盤算著該怎麼才能把他拖到開刀房裡麻醉，切下他的腫瘤……開刀房是生命跟死亡拔河的地方，每一次、每一個病人離開開刀房，都象徵著生命的延續，也象徵著，在死亡的面前，我們又一次保有暫時、小小的勝利。我時常沉溺在那種短暫的喜悅裡，期待著每次都能贏，我不習慣看著病人死，尤其是等待著死亡的時間是如此的煎熬漫長。

　　或許是逃避，或許是萬一插管失敗病人所必須付出的代價太高了，我一直勸說，他一直抵抗，一來一往，我們總是重複相同的行為模式，但機會在時間的河裡流逝，他講話的聲音開始沙啞，聲帶漸漸麻痺，我完全聽不懂他在講什麼，每次回診他都寫一大封信給我，腫瘤腐蝕得更深，臉更扭曲一分，肌肉開始腐爛，儘管戴著口罩遮住了大半邊的臉，依然揮之不去那種如屍臭般腐朽的氣味，接著氣管受到壓迫，他開始吸不到

氣。

　　他後悔了，想要接受手術，可是一切都來不及了，腫瘤已經吃穿顱底，轉移出去，我們幫他做了氣管造口，緩解上呼吸道阻塞，現在只能儘量讓他舒服一點，什麼都來不及做了。

　　世界上存在著某些疼痛，永遠都不會好，只有當死亡來臨時，疼痛才能得到解脫，因為這些疼痛只能控制，時間一到，病人就像遷徙的候鳥一樣一定會回診，假如有一天，他們沒有回診，你就知道發生什麼事了。

　　時間已經超過很久了，有一天，一位護理人員轉送了一張紙條給我，上面有潦草的字跡寫了「謝謝」兩個字。

家屬需要病人活著

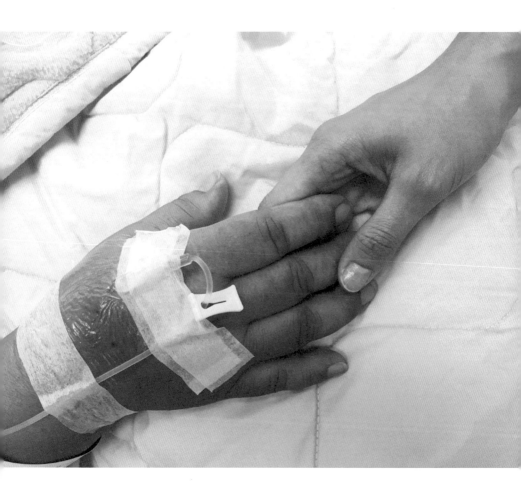

病人的丈夫幾個月前突然咳血，一開始以為是肺結核，後來證實不是，找了半天找不到原因，前一陣子終於發現原來是隱藏在心臟後方的肺癌，但卻已轉移出去，無法手術，只剩化療一途。

　　病人的丈夫說，他不想化療，反正也只是拖時間，到頭來都會死，而且要花很多時間在醫院裡，他想瀟灑地走，但他的岳母很不能諒解他的想法，覺得他還很年輕，應該要拚一拚，不然她的女兒怎麼辦？他承受了極大的壓力，想問問我的想法。

　　對一個疼痛科醫師而言，我是一個送行者，我只知道止痛，讓病人好走，不會想要延長病人的壽命，我一直覺得人生只要像櫻花一樣，開過就好，在最燦爛的時候凋零，任何的掙扎都是徒勞，死亡最終將奪走一切。

　　因此，在過程中，我一直附和他的想法，後來驚覺自己的意志形態偏頗，我對化療根本就完全不了解，見到他猶疑不定的樣子，我決定介紹另一個化療醫師給他，讓他聽聽兩方面的意見，再做決定，結果他馬上就被收住院，做化療去了。大抵疼痛科醫師的性格對癌末傾向放棄，但大多數的化療科醫師有著決戰到最後一刻才不得不放棄的決心。

　　因為自己有病人死於化療的併發症，對化療總是有許多不堪的記憶，而且化療藥物所費不貲，動輒數十萬元，有些病患

甚至必須賣房子才能接受治療，結果卻往往只能多換取三到四個月的時間，若把這些錢留給家人，或許有更大的用途。然而，我不是當事人，不明白當面臨死亡，除了恐懼，總是會讓人想再做些什麼、希冀能有再多一點的時間。

於是，我看著他的疼痛漸漸地失去控制，癌細胞吃穿了肋骨，腫瘤向整個背部膨出，只要一躺下，便會壓迫腫瘤，疼痛不堪；肺部逐漸積水，吸不到空氣，猶如一位即將溺斃之人，連睡覺時也只能半坐臥著；意識逐漸混亂，有時清醒，有時迷惘，這時還使用化療藥物，假如這化療藥物真的有效的話，豈不是多活一天，就得多受一天的苦，到底是病人掙扎著想活，還是家屬捨不得病人走；到底是在治療病人，還是在治療家屬的心？或許是好像不做點什麼，心裡總是有種內疚的虧欠感，大家的心都會感到不安，所以不能放棄。

有時看到病人處在這種狀態，實在不忍心，反而會希望他早點走，對於自己內心有這樣的想法，常常感到羞愧，好像違反了身為一位醫者一生所接受的訓練，就是要幫助病人活下去。

有太多問題，總是沒有人告訴我答案，面臨自己的朋友即將死去，有時候只有一種想逃的矛盾心態。

安樂死

在疼痛科，每個禮拜都有新的悲傷故事。

病人第一次來疼痛科門診的時候，痛到眼角泛著淚光，整個人糾結在輪椅上。

她說她住在桃園，剛開始，只是左腳大腿前方部位的麻痛，一開始的診斷是椎間盤突出，做了內視鏡手術移除椎間盤後，疼痛依然沒有改善，而且越來越劇烈，她在各個大大小小的醫院做了各式各樣的檢查，都找不到原因，直到有一天，她的母親到廟裡求神問卜，得到的答案是她的貴人在東方，所以輾轉來到我們這個鄉下醫院，檢查結果出來，是末期癌症轉移到了脊椎。

有一天一覺醒來，她發現雙腳不能動了，我們緊急幫她動了脊椎減壓手術，接著她需要接受放射線治療，可是她痛到沒辦法平躺接受放療，所以被轉到疼痛門診來。

我給了她一些藥物，讓她舒緩一點，隨著時間過去，她的疼痛控制得越來越好，一天大概只需要 30mg 的嗎啡，對一個

癌末的患者而言，這是一個相當低的劑量，她說現在已經不太痛了，接著開始抱怨，她的雙腳沒有力氣，問我復健會不會好一點？我跟她說，隨著癌細胞的擴散，半身癱瘓其實只是時間的問題而已，復健大概沒有多大的幫助。

她說她要死了，想要可以站起來走，去做一些想做的事，於是，她還是去看了復健科醫師，結果復健科醫師跟她說，做復健也沒有用。我鼓勵她可以自行在家裡做一些簡單的運動來訓練肌力，至少可以延緩癱瘓的時間，但她說她沒辦法，她住

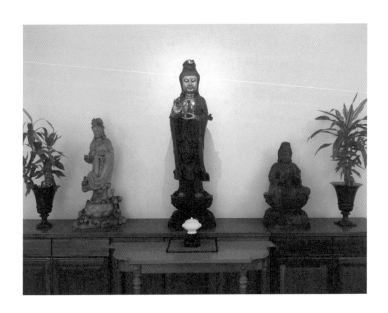

在一間約五、六坪大的套房裡，根本沒有空間可以做運動，我問她為什麼不回家，她說：「貴人在東方……」

突然，她問我：「有沒有安樂死的藥？」我說，沒有。

這當然不是第一次有病人請求我幫他安樂死，只是我很納悶，以她的狀況來說，再活也沒多久了，根本不需要要求安樂死，很快地，癌細胞就會擴展到全身，帶走她的生命，一般請求我施予安樂死的患者，都是那些被疼痛折磨到不成人形，讓人失去活下去的勇氣，但她並沒有痛到那種程度。

我一直以為，假如人知道自己要死了，還勉強能動，不是應該就可以豁出去了，什麼都不用管，做真正的自己、過著真正想過的生活、拜訪幾個好朋友，跟他們道別，然後每天散散步，好好再看看這世界的風景最後一眼，珍惜最後可以肆無忌憚活著的時光，但是真實的世界好像不是這個樣子，到底是什麼原因讓人急著想走？

人類永遠不可能克服死亡，我的老師曾經告訴我，當病人面對絕望的環境時，要告訴他們實話，同時還能帶給他們希望，這才是最高明的醫師。幾年過去了，我從來沒忘記這句話，但是卻從來沒辦法體會，到底要怎麼做，才能在絕望的環境裡，還帶給病人希望？每當有病人請求我幫他們安樂死時，就好像有人拿著一把利刃，刺進自己的胸口一般，我覺得這個

要求好像一再地提醒自己，我是如此的失敗，我可能可以控制病人的疼痛，卻沒有辦法安他們的心。

　　沒有期待、沒有寄託，過著沒有明天的生活，連多出來的一秒，都漫長到像永無止盡的虛空一樣，讓人無法忍受。

　　因為病人有提前結束生命的想法，我開了一些抗憂鬱劑給她，同時給她一些嗎啡備用，請她一個月後再回診，主要是考量她拖著半殘的身子，要往返醫院實在不是一件容易的事，而且醫院裡到處充滿了感染的病源，以她目前孱弱的狀態，小小一個感染就會奪走她的生命，可以的話當然是盡量不要來醫院，可是又想想假如她可以每個禮拜都回診，離開那小小的房間出來走走，透透氣，也好像在做復健一樣，而且來到診間，至少我會聽她說話、讓她抱怨，心情會不會好一點？

　　每個醫療決定的背後，都充滿了未知數，你永遠都不知道哪一個是對的，也因為這樣，心頭總是覺得有一個擔子壓著。

　　「假如醫院有安樂死的藥，麻煩你第一個通知我。」離開診間之前，她又交代了一次。

不想活的病人最難救

病患是年輕女性，二十多歲，會診的目的是希望能作腹痛的疼痛控制。

二十幾歲，不是應該正值花樣年華，踩著高跟鞋、逛街、看電影、沒有煩惱、享受人生最美好的階段……見到這位女孩，讓我驚訝到眼珠掉到地板上，我從來沒有看過這麼坎坷的命運，腎臟衰竭，作過腎臟移植手術，但是新移植的腎臟又已經衰竭，同時還合併肝臟衰竭，也接受了肝臟移植手術，同樣的，新移植的肝臟也同樣再次衰竭，肝臟衰竭後，併發的腹水，把肚子撐的比懷胎十月還大，因為疾病的進展已進入不可逆的末期，脹大的腹部感覺到疼痛，雖然我在醫院從事安寧與緩和醫療的疼痛照顧，但是那主要是針對癌症末期的病人，像這種因為器官衰竭導致末期系統性疾病引起的不適，其實我無能為力。

很難想像在這樣花樣年華的年紀，可以合併這麼多種疾病，而且這麼嚴重。女孩在十多歲時，也曾經是一位健康開朗，父母疼愛的女孩，直到有一天，她被五位身材壯碩的消防員拖

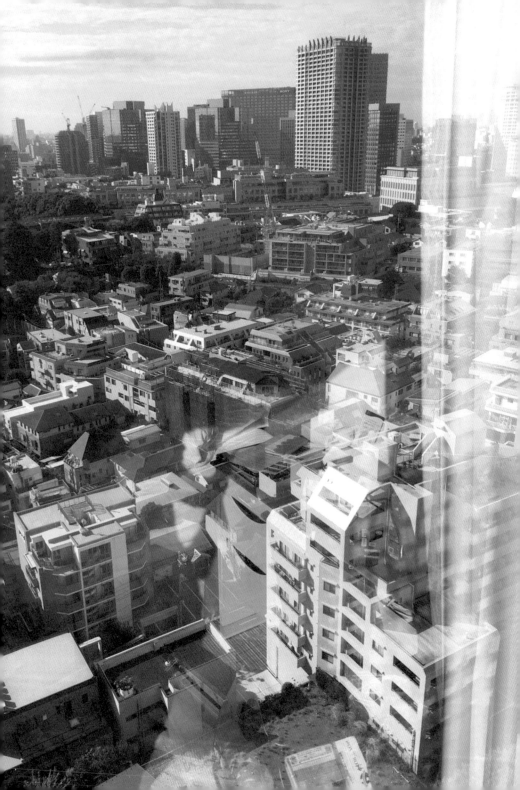

到暗巷輪暴後，女孩的世界完全變了模樣，這個事件對她形成巨大的陰影，不斷地啃噬她的靈魂，崩解她的世界，於是她開始痲痺自己，濫用藥物變成生命救贖的唯一出口，過多的藥物導致腎臟不堪負荷，很快就腎衰竭了。

為了救孩子，女孩的母親捐了自己的一顆腎臟，讓她獲得重生的機會，然而，她並沒有從這一場惡夢裡醒來，酒精變成遁世的解決之道，很快肝臟也跟著硬化，這次輪到女孩的父親割下自己的肝臟的一部分給女孩，但她還是繼續喝酒，很快的新肝臟也跟著失去功能，這一切父母的慈愛，醫療人員的努力最終換來的只是枉然，現在大家都放棄了，換成臨終照顧的醫師登場。

在我行醫的生涯中，看過不少奇蹟，一邊作心肺復甦術、一邊輸血，外科醫師切開病人的腹部，夾住出血的主動脈，病人最後康復出院，但我也犯過不少錯誤……醫療的過程牽涉著各種「決定」，每一個決定都將病人導向不同的未來，如何作這些決定，憑藉著我們的經驗，有時我們只是靠著直覺的猜測，所以不可能每次都猜對，大多數的時候這些錯誤都可以彌補，但有些錯誤會帶來傷害，面對每一次傷害，我著實感到懊悔，都希望可以再重來一次，假如我還有第二次機會。

大抵人性的弱點是：時間到了，該走的時候捨不得走。我

看過很多等待器官移植的病人，在垂死的邊緣掙扎，期待有一天新的器官降臨，可以讓他們的生命得以延續，那種充滿盼望的眼神，看過一次就永遠不會忘記。

那是一種摻雜了很多複雜情緒的盼望。得到一個器官，就意味著有另外一位病人必須腦死，期待得到一個器官就好像希望一個不知名的陌生人快點腦死，然後自己才有機會存活，將人性最脆弱的一面展現無遺，大多數的病人苦等著這個機會不得，含恨而終，而這個女孩很幸運的得到兩個器官，而且都來自於她的父母身上割下的血肉，而且每一次的移植手術不知要耗盡多少醫療人員的心力，多少醫療成本才有機會成功，這樣的機會簡直就是上天的恩賜，但這種恩賜對女孩而言簡直就是一種詛咒，生命的延續只是一場永遠逃離不了的劫難，她選擇不斷地消耗自己的生命，而我只能看她繼續消耗她自己，虛擲眾人苦求不到的第二次機會。

身體受傷了，我們還有機會幫助你康復，但是當心破碎了，又該怎麼修復？

孩子的天堂

　　凡事都有定期，天下萬物都有定時，生有時，死有時，栽種有時，收割有時，殺戮有時，醫治有時，拆毀有時，建造有時，世人一生勞苦，卻在其中受淬鍊。

　　醫學倫理的四大原則裡有一條是「病人自主」，意思是病人有權力決定接受或不接受治療，或是接受哪一種治療，因為醫療行為都擁有潛在的風險，醫療人員的角色是分析利弊、給與建議，最終的選擇權仍在病人身上，醫師並無權力強制病人要不要接受治療，或是接受哪一種治療。大多數的狀態下，我們奉行這樣的圭臬，唯有當病人不能自主時，我們會依照「利益」原則，幫病人做對他最有利的決定。

　　一日我值夜班的晚上，突然接到一通電話，請求我到外科加護病房幫一位患者插管，患者是一位十七歲的男孩，因為騎摩托車車禍，腎臟破裂、休克，家屬想要留一口氣帶這個孩子回家，請求我幫患者插管。

　　我來到病患的床邊時，患者意識昏迷，戴著氧氣面罩，有心跳、無血壓，典型的低血容性休克的表現症狀，我什麼藥

物也沒打，輕易的將氣管內管放好，患者一點反抗的能力都沒有，其實這時患者已跟一具大體無異。

我非常詫異，以當今的醫療技術，腎臟破裂雖然是一個大手術，但是只要早期介入，夾住出血的血管，拿掉破裂的腎臟，手術成功的機率是非常高的，為何這個孩子並沒有接受手術，導致流血至死亡邊緣，我滿腦子問號。外科醫師告訴我說，因為患者是某教派的信徒，拒絕輸血，我們沒有辦法開刀！所以

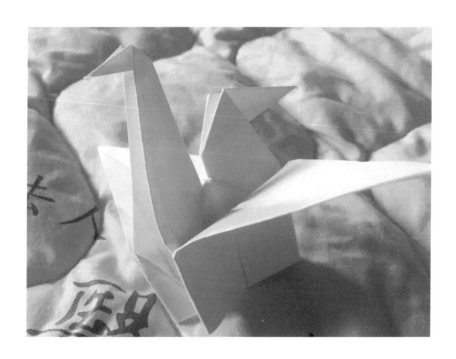

家屬跟醫師討論過後決定採取保守療法，希望出血的腎臟能形成血栓，壓迫出血的血管來達到止血的目的，但是這對輕微的腎臟破裂可能有效，以目前的結果看來，這簡直就是個登月計畫。

「耶和華見證會」是基督教信仰的一個分支，這個教派認為，耶穌被釘死在十字架上，用自己的血洗滌世人的罪，所以血一旦離開人體之後，便不能再輸回人體，若輸過血，死後便不能進入天堂，所以這些使徒，一般在手術前都會注明「絕不輸血」，也因此增加手術的困難度與麻醉醫師的困擾。在英國也曾經發生類似的案例，有一對耶和華見證會的夫婦生了三個早產兒，因為拒絕同意對小孩輸血，導致兩個孩子死亡，到第三個孩子需要輸血時，英國政府決定強制介入，理由是孩子是國家的資產，未成年的孩子面對重大的事件並無做決定的能力，何況只是個早產兒，孩子成年後並不一定會跟父母有一樣的信仰，所以父母無權幫孩子做不輸血的決定，因此強制這個孩子接受輸血，為這個孩子留下一個長大後再自主的機會。

假如這種邏輯成立的話，那十七歲呢？十七歲也還只是個孩子啊！還只是個社會歷練不深，有點自己的想法，性格尚未定型，對人生的種種還充滿許多猶疑，他真的了解什麼是信仰、什麼是死亡嗎？他不該擁有無限可能的未來，然後努力的

讓自己活著？還是死後真的有天堂，所以早早離開人世反而是一個幸福可以期待的選擇？亦或是他真的是個早熟的孩子，這些問題他都真的想過、了解了，他知道什麼是活著什麼是死亡，對這一切沒有不捨，他知道信仰的真意，也知道自己的決定終將會導致什麼樣的結果！還是其實他只是很純粹的服從父母的權威，順從父母的決定？

我在他的床邊佇立良久，望著他因失血過多而如雪一般白皙的肌膚，無數的念頭與問號飛過腦海，我的疑惑並沒有獲得解答，我只能看著他的生命隨著時間流逝，一切都已不可逆，我已經來不及做些什麼了。

到底我是該尊重這個孩子不輸血的「自主權」任其死亡，還是我應該冒著未來這個孩子「不能上天堂」的所有的責難，不顧一切的搶救他？我可以接受用盡全力後依然搶救失敗，但我無法原諒我不去嘗試，今天的我無作為，明天我又該如何說服自己？

我自身並沒有深刻的信仰，所有諸多如貪生怕死、懦弱等的人性弱點都有，我心中充滿惋惜、困惑、難以言喻的複雜情緒，我只能佩服這個孩子對信仰的信心與面對死亡的勇氣，並相信他已經到了他的天堂。

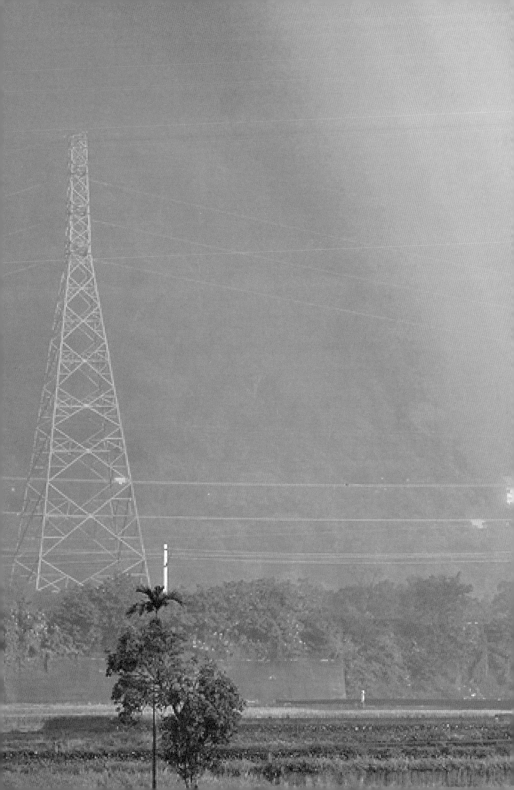

Chapter
3

我時常告訴自己，要相信有奇蹟，
就像相信大雨過後會有彩虹一樣，不要輕言放棄。

我並不堅強，可以堅強到背負這些悲傷，
但，我也只能就這樣一直憂鬱著病人的憂鬱……

不知道怎麼說再見

　　世界上存在著某些疼痛，永遠都不會好，只能控制，久而久之，病人跟我都成為朋友，再久一點，連病人家屬都成為我的朋友。

　　有一位患者的姊姊，六十多歲，因為肝臟腫瘤，發生肝內轉移住院治療中，其中一顆肝腫瘤因為長在肝臟的邊緣，外科醫師認為極有可能會破裂導致出血，所以決定將這顆腫瘤切除，以延長病人的壽命，這其實只是一個預防出血局部切除腫瘤的手術，並不是腫瘤根除性的手術，因為瀰漫性的肝內轉移無法全部切除，事實上也就是處於癌症末期的狀態。病患打電話來，希望我去看一下他姊姊。

　　我坐在床緣跟她聊天，她開始說起她對這個手術是多麼緊張，看到我之後有多麼安心，接著她開始問我，為什麼她已經使用自費的化療藥物，癌細胞還是擴展的那麼快，自費的化療藥不是應該比較有效嗎？我回答不出來。

　　有時候覺得，成為一位醫者是對自己生命的一種詛咒，因

為瞭解醫學的原理、疾病的預後，對「康復」這個名詞其實一點也沒有期待，看著眼前這位臉上佈滿皺紋、精神還不錯的老奶奶，親切地就像自己逝去多年的老奶奶一般，很難想像，她的肝臟很快就會因為腫瘤侵蝕而衰竭，衰竭的肝臟不足以產生足夠的白蛋白，身體四肢到處水腫，腹水把肚子撐的比懷胎十月還大，壓迫呼吸的橫膈膜，讓她像溺水一樣吸不到氣，接著凝血因子不足、血小板低下，身體到處出血，然後全身黃疸，以一種極度可怕且難看的樣子死去。

這一幕幕的影像，不斷地從我腦海裡竄起，飛逝而過，而此刻的我正坐在她的身旁閒話家常，卻好像是一位先知一樣，已經預知了她的未來。

有時候，你希望自己不是醫者，不要擁有這些醫學的知識，不會提早知道這些，這樣對於活到明天，會不會擁有更多的期待與希望？疾病是永遠擊不倒的，因為對醫學的瞭解，反而讓人失去抵抗的嘗試與勇氣……我已經見過太多死亡了，只是心裡還沒有準備好這一切會發生在自己周遭的朋友身上。

她的家人為她帶來了晚餐，我跟他們打了聲招呼，趁著這個間隙逃走，我知道每個人終有一天必須面臨死亡，只是當它降臨時，卻不知道怎麼說再見。

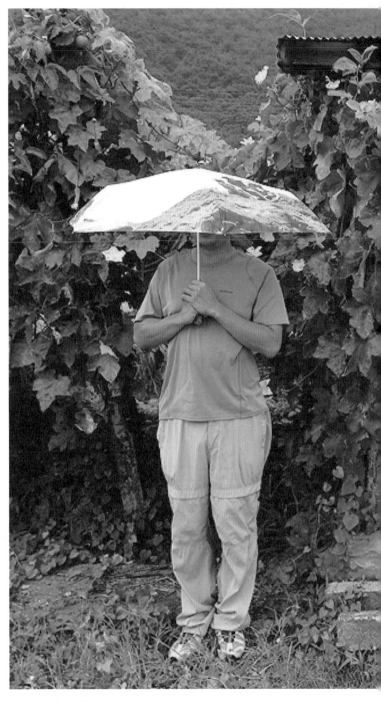

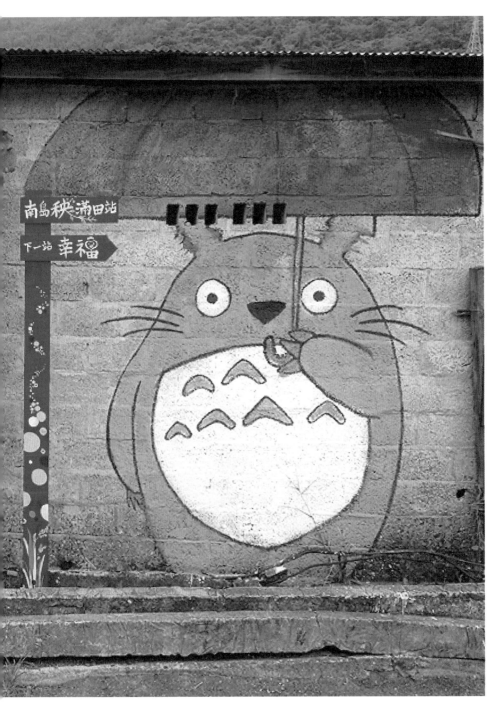

南島秧滿田站

下一站 幸福

人生本是悲傷的常態

　　我有一位女性病患，生得白白淨淨很好看，幾年前她從中國嫁來台灣，生了一個女兒，後來大概是因為家暴的關係，離了婚，一直獨自待在台灣，撫養女兒長大。她說，為了幫女兒找一個爸爸，交了一個男朋友，卻在一次爭吵中，男友潑了她硫酸，導致她身體大面積的燒傷，住在加護病房裡幾個月。期間，她經歷了無數次的手術清創、植皮、再清創、再植皮，好不容易才存活下來。不幸的是，她燒傷後的焦痂產生神經病變的疼痛，只要輕觸摸就會像被電擊一般，長期在我的門診裡追蹤治療。

　　有一次她帶了女兒來看我，進門就說：「孩子，你要記住這位醫師，他救了你母親一命……」我笑笑說，「你這樣講太誇張，我什麼也沒有做，只是給了對的藥物。」她的疼痛並沒有好，只是可以控制，還不至於到救人一命的地步。

　　她開始說她那時候躺在床上，疼痛難堪，兩腿膝蓋因為燒傷的疤痕組織攣縮而彎曲，導致她站不起來，她那時候一直做復健，希望有一天可以再站起來，結痂的傷口甚至因而裂開，

裂開的傷口又再經過清創，補皮如此反覆數次，她說她那麼努力作復建的原因是，因為她站不起來，所以拿不到刀子，等到她站起來，第一件事就是要去拿刀子殺了她自己，就不會再痛了……她講得輕描淡寫，我卻嚇得冒出了一身冷汗。

後來她交了一個男朋友，不嫌棄她滿身燒傷的疤痕，兩個人一起生活了一陣子，那時，我從她閃爍著光芒的雙眼中，可以很明顯的感受到她對人生的盼望和喜悅，那一陣子她的疼痛控制的特別好，只是後來這位男友騙走了她的車子和存款，人間蒸發，就像一朵枯萎的花一樣，她再次找不到人生的方向，疼痛控制的狀態也像她感情世界一樣起起伏伏。

前一陣子，她又交了另一個男友，這一次很穩定，對她也不錯，就在她覺得幸福要來臨之際，男友被診斷出罹患肝癌末期，原本也不接受化療了，男友說他這一生沒結過婚，希望她嫁給他，他們後來去公證結了婚，條件是男友必須好好地接受治療。

她原本以為她先生只要好好地接受治療，應該還有五、六年可活，可是最近狀況急轉直下，高燒臥病在床，她說她生病後，一直寄望有人可以互相陪伴，好好照顧她，現在反而拖著病軀還要照顧別人。厄運接連而來、壞消息一個接過一個，她一邊說眼淚一邊無聲的、默默的，沿著眼角流下。

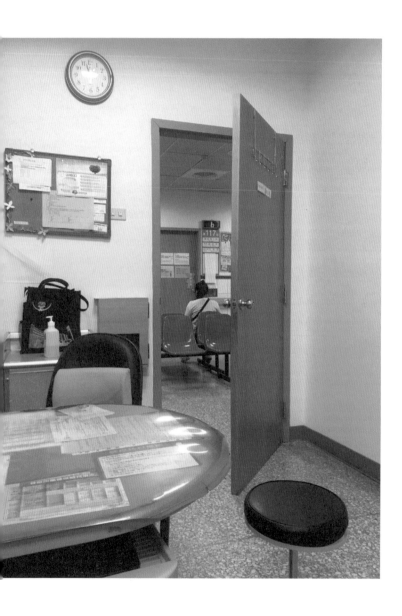

嚎啕大哭的悲傷，我還可以接受，我一直覺得世界上最深沉的哀傷就是有淚無聲，像宇宙的黑洞一樣深邃靜寂，讓人摸不著這哀傷的邊際。我害怕這種無聲的眼淚，整個診間一片寂靜，安靜到找不出一句安慰的話來，而我也不是體貼善於言辭的醫師，可以用言語讓病人感到膚慰，或者是有能力讓人覺得明天過後還有美好的希望。有時候，我甚至不喜歡聽到這些故事，故事的本質常是悲傷的常態，但是我照顧這些病人也已經快要十年了，我陪伴著他們老去，時間長到我參與了他們的人生，知悉了每個病人背後的故事。

　　而知道了這些故事的後果是讓人軟弱。

束手無策

　　病患，年輕女性，懷孕二十二週，突然喪失意識，到院時已經死亡，無血壓與心跳，經過插管、施打一大堆急救藥物、施予心肺復甦術後，暫時恢復了心跳與血壓，神經學的檢查為腦部「蜘蛛膜下腔出血」，昏迷指數是最低的三分。

　　蜘蛛膜下腔出血的原因，大多數是腦部裡面有動脈瘤，其實這在某些看似健康的年輕人腦中，有一定比例隱藏著這種疾病，這種疾病往往沒有症狀，難以察覺，動脈瘤會與人相安無事的存在著，但在血壓升高或是壓力變大時，這些動脈瘤便有機會破裂，導致腦部的出血、意識喪失，患者在第一時間往往會死亡，剩下的一大部分會腦死，成為器官捐贈者，只有少數的病患有機會可以撐到手術室進行手術或是栓塞處理。

　　懷孕基本上就是一場搏命的過程，為了應付胎兒的需求，母親的身體會有許多的代償，諸如體液增加、心輸出量加大等等，這些因素都有可能導致潛藏的動脈瘤破裂，孕婦的動脈瘤破裂後，處理方式就更複雜了。

這時候，我們面對兩個選擇：第一，救母親。腦部出血後，腦組織會呈現水腫缺氧的狀態，若在懷孕的狀況下，胎兒會消耗更多的氧氣，對母體相當不利。若要救母親，必須先將胎兒產下以減少母親的負擔，但是二十四週以下的胎兒存活率極低，就算存活，這中間要耗損的醫療資源與金錢極大，一般家庭根本負擔不起，且存活後的早產兒有可能會留下許多併發症，極難處理，所以一般在二十四週以下的胎兒，我們只能選擇忍痛犧牲，想救母親，就得犧牲小孩，這是一種痛苦的選擇。

　　第二，選擇救小孩。昏迷指數三分，表示腦部受創嚴重，一般在這種狀況下，要恢復到正常的狀況幾乎是不可能的任務，所以選擇保守療法，維持母親的生命跡象，儘量拖延時間，等到小孩發育更為成熟，生產下來有機會存活之後，再將小孩娩出，這是另一種方法。但這個方法對母親而言，會增加她的壓力，對健康更形不利，選擇這種方式，形同放棄母親，母親要復原的機會更低，而且這對雙胞胎歷經母親急救過程，有可能已經因為缺氧胎死腹中，或者是腦部已經缺氧受損，且在母親使用藥物之下，有潛在致畸胎風險，想要救小孩其實並不容易，兩種選擇都令人為難。

家屬決定救母親，我們決定拿掉胎兒。

懷孕二十二週，胎兒已經有巴掌大了，已經沒辦法用傳統方式墮胎，必須在開刀房剖腹將胎兒取出，一般開刀房是用來拯救生命的，開刀的目的是為了存活，這次手術卻是要決定胎兒的死亡，而且一次是兩個希望、兩個生命，這一天的開刀房很冷、很安靜。

婦產科醫師熟練的劃開母親的子宮，胎兒取出時，依然有著微弱的生命跡象，兩個都如巴掌般大，然而全身因缺氧呈現紫黑色，我看著他們倆蜷曲的軀體，抽搐著短短小小的四肢。

早產兒娩出時，會有幾個問題，他們的肺泡還未成熟，很容易塌陷，肺泡塌陷後，慢慢地小孩便會缺氧，需要立即給予插管，積極換氣；第二，小孩的體表面積大，體溫很容易喪失，若不加以保護，小孩會凍死……還有很多很多的問題需要介入，但我什麼都沒作，我狠心的看著他們，毫無作為，任憑他們曝露在開刀房冰冷的空氣中，然後肺泡塌陷，慢慢地缺氧，最後淹死在自己的體液裡。他們就好像任憑狂風吹熄兩盞欲滅的燭火，而我理應是要保護他們的。

醫學建立的基礎是科學與邏輯，而這種科學與邏輯是建立在所謂百分之九十五的統計之上，也就是說醫療的處理原則是對大多數的病人有效，但是永遠都會有例外，而我也時常告訴我自己，要相信有奇蹟，就像相信大雨過後會有彩虹一樣，永遠要記住那統計之外剩下的百分之五，永遠站在弱者那一邊，不要輕言放棄，假如我盡全力救那兩個孩子，未來會不會不一樣？

我的心有傷

　　病患約五十多歲的年紀，罹患有第二型的糖尿病，二十幾年前因為車禍，第十節胸椎粉碎性骨折、脊椎受傷、雙腿截肢，車禍過後，他的妻子決定離開這個家，展開新的生活，把三個女兒留給他獨立扶養。二十幾年來，為了扶持這個家，他騎著改裝的三輪摩托車，後面拖著大大的皮箱，每天夜裡輪流在花蓮各個夜市的角落裡擺攤，賣些飾品過活。

　　一般脊椎損傷的患者在受傷的那一節脊椎以下，會失去所有的感覺及功能，半身癱瘓，可是有些患者除了半身癱瘓之外，受傷的脊椎還會併發很嚴重的神經痛，稱為中樞神經痛（central pain）。

　　這種神經痛，一般人難以想像，那是一種像被電電到，或者是持續的麻木感，又像是有火在燒，坐立難安的灼熱感，或者是有無數的螞蟻在骨髓裡啃噬叮咬，想要去抓卻怎麼都抓不到，外表看起來又沒有傷口與尋常人無異，這種痛或是不舒服的感覺，沒有經歷過的人無法想像，猶如附骨之蛆，如影隨形，又像在無間地獄裡難以解脫……這些患者最終都會到疼痛科門

診求診，有一些病人甚至必須長期服用嗎啡作治療。

病患就是這樣的一個患者，在早年，疼痛的觀念不發達的年代，對這些非癌症末期的患者給予嗎啡，非常保守與顧忌，患者常常因為嗎啡給予的劑量不足，疼痛難耐，到處掛號求診需索嗎啡，這種行為看起來就像是嗎啡藥物成癮者，難以分辨，因為患者常被貼予藥物成癮的標籤，醫者更形保守，更加不敢給予嗎啡，於是惡性循環，落入求診無門的困境。有一次病患因拿不到嗎啡，疼痛難耐，用石頭將急診室的玻璃大門打破，自此，他在大家的眼中，成了一個脾氣暴躁、相當難纏的病患。

這種狀況，在臨床上稱為 pseudo addiction，意思是「偽成癮」，就是看起來好像是藥物成癮，其實不是，真正的原因是給予的嗎啡劑量不夠，導致疼痛難耐、脾氣暴躁，只要嗎啡劑量提高到足夠的程度，疼痛控制好之後，這些患者往往會有戲劇性的改變。

我的門診看得非常的慢，一方面是病人不多，另一方面是長時間的慢性疼痛，以及久病不癒，病人往往會伴隨著若干程度的情緒低落，為了多給他們一些心理支持，我大都會花一些時間跟他們聊聊日常生活發生的瑣事，所以每一位患者家裡的大大小小事我都知道，也因為這樣，病患每星期要看門診當

天，早上都會五點鐘起床，搶掛第一號，從來沒例外過，我都笑說以後我們疼痛科門診第一號要保留給他，別人不准使用，就像籃球巨星喬丹，退休後，他的 23 號球衣跟著退休一般。

他見到我時都會很熱情的跟我打招呼。儘管給予了相當的嗎啡，他疼痛控制的狀態並不理想，但他還是很努力的生活。他在花蓮鬧區的巷子裡，租了一間四坪大的小店，讓他的女兒幫忙賣一些銀飾品，父女就這樣分工合作，一個擺夜市、一個顧店，過了幾年，他們在原本工作室的對面，買了一間三十幾坪大的店面，擴大營業，然後很搞笑的到處跟人家說：我的女兒在「賣銀」。

在我的眼裡，他不是一位難纏的患者，他很樂觀，總是含著眼淚笑著，是一位永遠不會被環境擊倒的鬥士，是一位偉大的父親。

就這樣我們一直陪伴著彼此，直到有一年，他因泌尿道系統出了問題住院，外科醫師想要拉一段小腸幫他作一個人造膀胱，這是一個大手術，因為他有糖尿病，怕術後傷口癒合不良，一直對手術有點存疑。

心情沮喪，疼痛變得更難控制，他坐立難安，絕大多數的時間都坐在輪椅上抽菸，臀部因此併發了好幾個褥瘡，外科醫

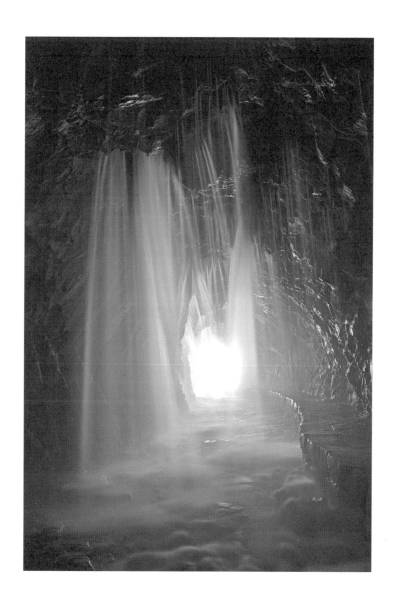

師進行了幾次清創手術，並作了皮瓣轉移手術，將原本褥瘡的傷口蓋住，並告誡患者需要臥床休息，直到傷口癒合，但是，要讓這種神經痛的患者絕對臥床是一件不可能的事，他一直躺不住，屢次掙扎地要爬起來，最終傷口裂開，然後感染，併發敗血性休克、多重器官衰竭，在加護病房中與世長辭，他離開的那個月，我剛好被調到外院支援。

我有一位老師是虔誠的基督徒，他有一次舉了一個《聖經》上的故事告訴我：「有一位信徒不管他走在甚麼樣的路上，往後一看，都會看到兩雙腳印，一個是他自己的腳印，另一個則是上帝的，也就是上帝無時無刻都跟他在一起，直到有一次，他覺得路越走越難走，到處充滿荊棘，這時他往後一看，只剩一雙腳印，於是他開始怪罪上帝，在他最需要上帝幫助時遺棄他，就在他埋怨的同時，上帝出現了，說：『其實那是我的腳印，我一直背負著你在走。』」

他說：「麻醉科醫師就像是這個故事裡的上帝，病人最痛苦的時候，就是被外科醫師開腸剖肚的時候，在病人最痛苦的時候，我們永遠不離開他們。」

這個故事，我一直奉為圭臬，記在心裡。事隔了這麼多年，至今我回想起來，假如當時我在場的話、假如我能把他的疼痛

控制的更好，或是給他一點輕微的鎮靜，會不會他就肯乖乖地躺在床上，那傷口就不會裂開，女兒就不會失去父親，現今他就依然安在？

我的心有傷，在病人最脆弱最需要他的疼痛科醫師的同時，我竟然不在他身邊。

悲
傷

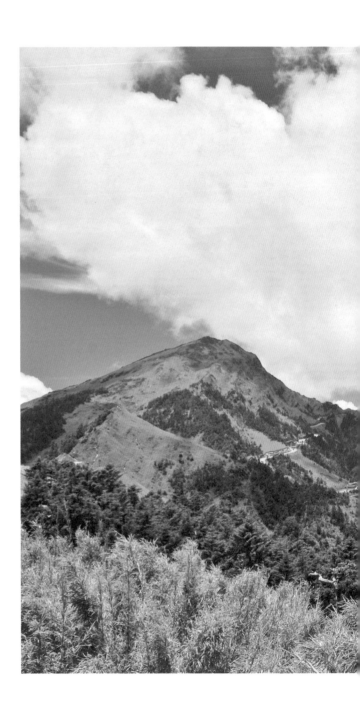

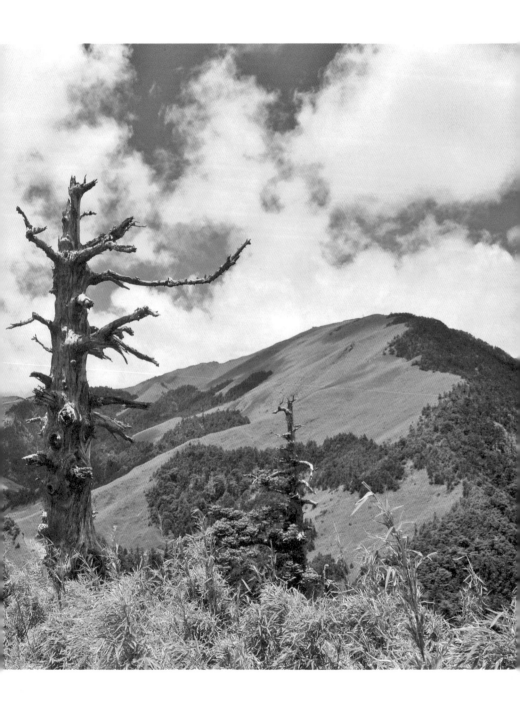

在這之前,我從來沒有看過因為上吊而死亡的病人。

一輛私家車開上了急診室的車道,同時鳴了幾聲喇叭,通常這種狀況是駕駛者提醒醫療人員,車裡有一位病人需要幫助,大多是虛弱到無法行走,需要推床或輪椅,但是大多數都不是緊急的狀態。

我們推床來到車邊,車後座裡斜躺著一個老人,完全沒有反應,只見駕駛一溜煙鑽進車後座,對我說:「請幫我把他拉出去。」我扶住病人的頭,隨口問說他:「怎麼了?」

「他上吊自殺。」

我一聽嚇死了,馬上把他拖到病床上。沒有呼吸心跳,到院前已經死亡,我開始幫病人壓胸、插管,心裡一直嘀咕,「這麼緊急的狀態,家屬怎麼沒有叫救護車?這一路上至少延遲了數十分鐘。」我猜,家屬發現時大概也已經嚇傻了,完全忘了有救護車這件事。

果然救不回來,雖然他的體溫還是溫的,但已經不知道缺氧多久了,不管怎麼壓胸、打了多少強心劑,心跳一點反應都沒有,心電圖一直呈現直線的狀態。我準備要放棄,家屬問我,可不可以裝葉克膜?我直接拒絕了。

上吊自殺的人,若是當場發現,可能還有救,不然,等發

現的時候，其實大多已經不知缺氧多久了，而且上吊自殺的人在第一時間頸椎應該就斷了，就算缺氧救得回來，可能也避免不了全身癱瘓的命運。

我開始打量病人，他的臉一整個瘀青，那種黑不是因為缺氧而發黑，而是好像是被重物擊中皮下出血所呈現的黑，只是我從來沒見過病人臉部有那麼大面積的瘀青，好像整個被卡車碾過一樣，我開始思考為什麼病人會臉色黑青，難道是他上吊時頭部的靜脈回流受阻，加上缺氧時用力掙扎，導致他整個臉部的微血管爆開？

在醫學上，這種現象我們稱之為 Valsalva Maneuver，想像好比你蹲踞時用力，微血管充血導致面紅耳赤，力度大到微血管整個爆開……那樣的掙扎應該很痛苦吧，不曉得在病人窒息掙扎的那幾秒鐘，他後悔了沒？《佛經》上說，凡是自殺死亡的人，靈魂會一直重複相同的自殺動作，如此輪迴循環不已，永遠沒有解脫之期。

我開始覺得病人有點面熟，我打開他的電子病例，發現他是癌症末期的病人。一個月前也因為喝農藥自殺在急診室遇到我，一般農藥嗆口，喝不了多少，所以除了少數劇毒的種類會死亡外，大多數給予保守的支持療法就好了，但是最難受的是因為喝農藥之後，會導致副交感神經興奮，進而引發全身性不

舒服的症狀。

那一次，他的家人因為過度關心病人，一直拿他的症狀煩我，每半小時就要我解釋病情一次，我因為疲倦需要休息，因此還有點惱怒，覺得並不是我害他變成那個樣子的，他自殺是拿他自己的病痛處罰所有的人，雖然我同情他，但仍然覺得氣惱，而且我最不明白的是，癌症病患本就已經沒有多少明天了，很多人在死亡邊緣求活都活不了，為什麼還要求死？我們救活了病人，將來病人還是會被癌症吞噬，當時覺得自殺簡直是一場浪費醫療資源的鬧劇。

但是你今天成功了，我沒有像上次一樣救回你，我錯了，咱們和解吧，我上次不應該惱怒你，每個人生都有軟弱，覺得走不下去的時候，只是我不知道你這麼堅決。

人生路上的風景有歡笑，也有悲傷，有些人連第二次的機會都沒有，假如還有第三次機會，你還會把悲傷留給我們嗎？

心受了傷

　　下背痛是一個極難處理的疾病，一個人在一生中或多或少在某一段時期都會罹患下背痛，若是還沒有遭遇過，也只是時間還沒到，因為只要活得夠老，脊椎一定會退化，失去彈性膨出的椎間盤，增生的骨刺，最後壓迫神經，導致坐骨神經發炎，疼痛難堪，最終要徹底解決坐骨神經壓迫的問題就是外科手術。

　　手術的作法是將脊椎後方的骨頭去除，以達到減壓的目的，減壓之後，脊椎的承受力會因而減弱，所以必須再輔以鋼釘固定，最後填補小碎骨達到融合的目的。提供脊椎穩定性的鋼釘必須打進脊椎的椎體裡面，在打鋼釘的同時，必須輔以 X 光照射，以預測鋼釘的深度，然而脊椎的椎體是一個半橢圓形的立體構造，在 X 光射線的照射下卻變成平面的影像，所以只能提供約略的估計值，稍有不慎，一點點角度的偏差都有可能導致鋼釘打穿了脊椎錐體，但是在 X 光影像的照射下可能仍然沒有任何異狀。然而，在脊椎錐體的前面則是人體最大的血管主動脈，打穿錐體的鋼釘可能會因而刺穿主動脈，導致腹

腔內大量出血，病人有可能會因而死亡。

然而這種併發症，極度罕見，我相信大多數的外科醫師及麻醉醫師都沒有碰過，只有曾經在書本上讀過，在缺乏經驗的狀態下，一旦發生這種併發症也極難診斷，往往錯失早期發現的第一時間，導致拯救困難，病人往往因而死亡。

前一陣子，跟學弟閒聊時談到一個他親身經驗的慘痛案例，病人開的就是脊椎手術。外科醫師打穿了錐體，雖然在第一時間就懷疑錐體被打穿，立刻問血壓有沒有下降？這種大動脈破裂，血壓下降非常快速，只有在第一時間由心臟血管外科修補血管，病人才有活命的機會。然而在這個全國最偏遠的地區，並沒有長駐的心臟血管外科，沒有辦法施行緊急的血管修補手術，只好馬上請台北的醫師，帶著血管修補的器材搭飛機趕來，但是仍然回天乏術，在這個等待的時機裡，病人仍然因為長時間的休克，大量輸血的併發症，酸中毒最後多重器官衰竭而死亡。

因為這種經驗極度罕見，在一次的機會下告訴另一個學妹，提醒大家注意，沒想到她竟然跟我說，她在當住院醫師時也曾經遇過類似的案件，病人是一位肥胖的老婦女，開完脊椎手術後，在恢復室休息時，血壓越來越低，因為這個婦人還合

併多種內科病，在找低血壓的原因時，一直往內科疾病的方向去處理，加上病人因為肥胖，所以腹腔內出血腹圍增加並不容易察覺，等到腹圍真的大到引起注意時，才想到是主動脈破裂，緊急開腹止血仍然回天乏術，病人在開刀房的手術檯上當場死亡。

病人死亡後，家屬進到手術看病人最後一眼，只見婦人的丈夫還有他的幾個孩子趴在婦人的屍體嚎啕大哭，一邊哭一邊反覆呼喊著，她的疼痛其實並沒有那麼嚴重，其實可以不用動這個手術，她的痛沒有那麼嚴重，其實可以不要手術的……

幾個月前我來到這個小鎮當疼痛醫師之時，我們家的護士姑娘說，有一位病人因為膝關節退化，院方幫病患申請了人工關節置換，健保局覺得病患不符健保給付的標準，因而不予給付，病人需全額自付手術費用，大概要十多萬元，病人因為是中低收入戶，籌不出手術費用，最終因為疼痛難耐選擇自殺，而且他成功了。

這幾年不管是關節痛的治療，或是下背痛的微創手術，都有長足的進步，雖然並不是對每個病人都有效，但有些病人是可以因為疼痛治療得到某種程度的緩解，因而不用手術，或是疼痛可以控制在服用藥物後就可以忍受的程度，對疼痛科醫師

而言，只有當疼痛治療失敗之後的病人才需要手術，而在這個偏遠的地區，疼痛科醫師極度稀少，這些病人在接受手術前，他們能得到適當的疼痛治療嗎？有時候我會想，假如他們在手術前遇到我，他們的人生會不會有不一樣的結果？

　　有一個年輕的單親母親，獨自撫養一個女兒，長期以來因為慢性疼痛在我的門診裡追蹤，因為疼痛，她的工作一直不穩定，經濟狀況並不十分理想，她一直希望可以幫孩子找一個爸爸，同時可以有個依靠。

　　前一陣子，她好不容易交了個男朋友，她的男朋友不嫌棄她結過婚又是一個病人，願意照顧她，那一陣子她心情特別好，疼痛的狀態也就控制的不錯，她以為她的人生從此就要改變。

　　就在她覺得最幸福的時刻，男友被診斷出罹患肝癌末期，男友這時向她求婚，說這輩子從來沒結過婚，人生最後一個願望就是想要結婚，過一個有家庭生活的感覺。她原本不願意嫁他，她說她只想找個伴，且她已經結過一次婚了，又不是頭殼壞了，怎麼會想要再婚，但是最後還是答應了。

　　隨著病情的進展，她的先生腹水越來越多，肚子越來越漲，壓迫橫膈，影響呼吸，肚子也越來越痛，這時候他姊姊竟

然介入她的家庭，說她嫁給她弟弟是為了圖謀他家的財產⋯⋯
為了不讓丈夫為難，他姊姊在時，她就不去醫院看他，等到丈
夫的姊姊離開了，才換她去醫院照顧他。

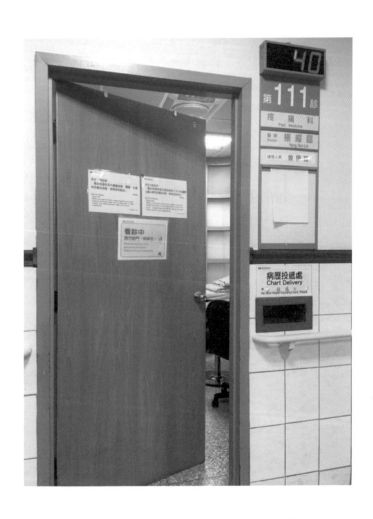

她說她丈夫睡覺的時間越來越長，問我為什麼，我說應該是已經進入肝昏迷的時期，要她有心理準備，時間應該不多了，最後他就會一直睡、一直睡，直到再也叫不醒，到一個我們不知道的地方去。

　　她開始哭泣，她每一次來門診，便說一次她的故事，之後便開始哭泣，我總是讓她哭、讓她說，我只是聽，不回答，或許真正的實情是，我並不知道要回答什麼。

　　疼痛門診，是一個有著愛、溫暖、別離的不捨，還有悲傷眼淚的門診。我有時候會想，之所以導致這些病人無法忍受的疼痛，或許並不是來自身體上的傷，而是他們受傷的心吧。

輪迴

一早就跟病人吵架。

病人來到急診室，說要拆線，我看到他耳垂處有三針線頭。一般病人來急診說要拆線，我都會給病人教育，希望他們儘量不要來急診室拆線，理由很簡單，因為這不是急症。

健保已經虧損連連，健保給急診的給付高於一般門診的給付，來急診拆線會耗掉更多健保資源，而且因為這不是急症，健保只要不高興，就可以說不是急症不予給付，賠錢的事業沒有人會做，更何況因為小病來急診，會耗掉我們的精神及時間，使我們分心不能去照顧那些真正的重症患者。

其實一個真正講理的病人，只要聽到我們這樣講，應該是要離去，改天再找時間來才對，但，這位病人不是。

病人開始說平常他要工作，他有多忙，只有假日的時候才有空來醫院拆線……

病人沒有時間這個理由我能理解，在這個偏鄉小鎮，大多數的居民從事勞力的工作，有一些甚至工作不甚穩定，請假就醫對他們來說，是一個經濟消耗，而且有一些病人是從橫貫

公路的某個部落下來，來一趟要開車好幾十公里，既然已經來了，也不好意思直接叫他們回去，所以一般我們還是會幫忙拆線。

病人離開約十幾分鐘後又再回來，一回來就開始破口大罵，說我沒有幫他拆線，原來病人還有好幾針線頭，隱藏在耳後髮際線處，病人沒說，我也一時大意沒有發現，只拆掉了耳垂前方的線頭，我正要為我的疏失道歉，他卻像逮到機會報我剛剛數落他的仇似的，一直飆罵。

他這個舉動把我也惹毛了，我開始跟病人在急診室大吵起來，而且最好笑的是，我看了他耳後的傷口，有一點輕微的感染，傷口並沒有完全癒合，根本就不能拆線，我們兩個就為了一個不能拆線的傷口，差點就在急診室上演全武行……

人會犯錯，有時候並不明白為什麼病人不能原諒醫師犯錯，而且最嚴重的是，他根本不知道他做了什麼。受挫而退縮本是人的常態，因為他的無理，以後不管病人平常多忙、從多遠的地方來，我絕對不會在急診室幫病人拆線了。

病人有糖尿病，來的時候直說全身虛弱無力，問他問題他對答如流，意識清楚，看起來好像沒有什麼大問題，直覺就先猜低血糖，果然只有 45，原本以為只是血糖太低，補充糖分

之後應該會恢復，順便抽血檢驗一下其他生理數據，結果卻發現病人的腎功能已經快到洗腎的邊緣，血鉀高達 6.8，隨時會導致心律不整而死亡，血液的酸鹼值竟然低到 7.1，但是外表看不出有任何呼吸代償，血紅素則只有 4。

我問他最近有否解黑便，他說已經解三、四天黑便了，看起來應該是糖尿病慢性腎病變，合併血容積不足導致的一個急性腎衰竭，從外表完全看不出這麼嚴重，疾病正從內部啃噬著他的生命。

我做了初步的處理，讓他搭上救護車轉院，我知道我救了他一命，只要打破這疾病的惡性循環，他就有可能存活下去，就在救護車離開之前，陪病人前來的民眾突然間又回到急診室，向我鞠躬，很正式的說謝謝，其實他不用這樣慎重，我剛剛在幫病人處理時，他已經在旁邊說了不下一百次謝謝，這個人並不是病人的家屬，只是他的鄰居。

午夜時救護車說要送來一個在酒店喝酒，突然倒地昏迷不醒的病人，跟病人一起喝酒的同行友人，見他倒地一哄而散，酒店陪酒的姑娘叫救護車把他送到急診室。

這有幾種狀況，第一他只是酒醉睡著，睡醒了就好了，或者是他喝酒喝到中風所以倒下，亦或是他倒下時撞到頭部，腦

部創傷，裡面有血塊正逐漸變大，導致他昏迷不醒，但是面對一個醉酒的病人，你根本沒辦法區分。

當然，第一時間可以把病人抓去做電腦斷層掃描，但是單單只因為「醉酒」而安排斷層掃描，本身就很好笑，而且根本就是浪費健保資源，萬一沒有異常發現，健保局還有可能刪除給付，根本不知道怎麼處理，只能給他一張床，量量血壓，定期看一下瞳孔有沒有放大，萬一嘔吐嗆死，或是腦部出血太晚發現，家屬會把醫師告到破產為止……凌晨病人醒來，發現自己在醫院，說不要看病，揚長而去，他佔據了急診室大半夜的一張床，濫用了緊急救護系統，沒有付任何一毛錢就消失了。

天氣大寒，救護車的警笛又急又刺耳，病人八十幾歲，中過風，到院前心跳停止，一般病人到院前死亡，我們會在急診室施予心肺復甦，至少三十分鐘，無效才會放棄，然而這一次我壓根不想救他，我只隨意壓胸幾下，便勸家屬放棄。

憑藉醫療經驗，這種年紀幾乎是救不回來的，就算恢復心跳，變成植物人的機率太高了，不如讓他好走，病人的兒子癱倒在椅子上抱著頭啜泣，問我該怎麼辦？我知道這個重大決定需要時間，但是你假如不決定我只好繼續壓下去，只是病人徒增痛苦家屬也會後悔。

他撲倒在病人身上嚎啕大哭，問我，病人還聽得到嗎？他還有話要跟父親說，我不知道該怎麼回答。有人說人將死亡時，聽覺是最後才消失的感官感覺……隔著簾子，我聽到他獨自對著一具軀體做最後一次傾訴：「好好的走，謝謝你一生的辛苦，以後不用再受苦了，不用擔心，孫子跟我都會好好的……」

　　我的思慮開始飄向遠方，我自己也是人子，這幾年父親也逐漸老去，病痛時有所聞，而我經常不在他身邊，我突然害怕起來，今天我所見到的情景，會不會哪天就會發生在自己身上，有太多話跟感謝來不及說，就已經要分離，我看著伏在床邊哭泣的家屬，怎麼越覺得好像看到自己。

　　等我回神，卻不明白自己做了什麼，或者是沒做什麼，我會不會錯了？疾病偶爾就會有超乎一般流程的發展，當你沒有照標準流程做事，心中總是有個疙瘩，尤其是在行醫的過程中偶爾你還是會看到所謂的醫療奇蹟，有些你認為必死的病人，他們最終還是存活下來，會不會每一次我放棄的時候，也放棄了其中一次無法預測的可能？我剛剛碰觸到病人胸口時，他的身體還跟我一樣溫熱，意思是他才剛倒下沒幾分鐘而已，就好像只是睡著一樣，但是我就這樣直接放棄了。

一天很長，一天很短，急診室裡上演著各種不同的人生劇本，佛陀曾說，人生有二十種難處，其中一個是「見境不動難」，每次看到一個病人的遭遇，時常投射在自己身上，好像自己已經親身體驗過一遭，心境也隨著病人而去⋯⋯今夜太長，我好像在一個晚上裡，就已經轉世幾百世，生死輪迴了數百千劫。

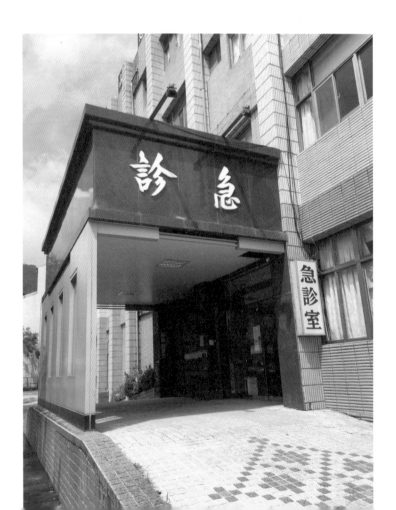

破滅

　　一般癌症若發生遠端的轉移，便意味著疾病的進展已經到了不可逆的階段，患者往往在很短的時間內便會往生，但有少數的癌症是例外，大腸癌便是其中之一。

　　隨著手術技術及化療藥物的進步，有人這樣形容大腸癌，他們認為大腸癌就像高血壓或是糖尿病一樣是一種慢性疾病，只要控制得宜，病人的生命就可以不斷的延長，病人可以終生跟這樣的疾病相處，所以一旦大腸癌發生轉移，我們就儘量把轉移的癌細胞切除乾淨，之後再追加化療，如此一直反覆下去。

　　患者是一位老婦人，就是這樣的例子。大腸癌手術後，發生肝臟轉移，我們就把肝臟切掉，又併發肺部轉移，我們又把肺部切掉，最後連乳房都有，我們又把乳房切掉，如此過了好多年，直到有一天，能切的都切完了，仍阻擋不了癌細胞從別處冒出來，這一次發生頸部及上胸部脊椎的轉移，我們終於宣布投降，這一次沒辦法再手術了。

因為侵犯到頸椎及上胸椎，患者主訴左手非常的麻，好像有什麼不知名的東西在手裡面啃嚙跳動，整隻手好像要爆炸一樣，同時背後的肩胛骨異常疼痛，坐也不是，躺也不是，一旦躺下，便會因為壓迫到肩胛骨導致疼痛，整晚都睡不著。

　　我給了她一些藥物後，手的症狀稍微有改善，但是肩胛骨的疼痛依舊，我決定用純酒精燒掉支配肩胛骨的神經以減輕她的疼痛。

　　純酒精會造成細胞脫水、變性，燒掉神經之後，大部分的疼痛有可能會減輕甚至消失，然而，打入的酒精不知道會飄到哪裡，會不會燒到不該燒的東西，神經燒掉後，神經衝動沒辦法傳到大腦的皮質，有很少數的狀況反而會導致更嚴重的疼痛（deafferentation pain）。我開始跟婦人的丈夫解釋種種可能的併發症，只見他跟我說：「請儘量減輕她的疼痛，能再拖幾年，就拖幾年……」

　　我聽到後，非常的訝異，依照我們的經驗，這種狀況大概只能拖幾個月，沒辦法拖幾年……我發現他對疾病有不切實際的期待，而且一直圍繞著「拖幾年」打轉，我不得不很委婉跟他說：「這次沒辦法像以前一樣拖好幾年，頂多只能再多幾個月……」只見他瞪大著雙眼，一副不可置信地看著我，一再跟我確認「真的只剩幾個月？」我沒有改變，一樣狠心地告訴他

相同的答案。

　　突然間我發現他的世界被我摧毀了，他眼角滿溢著淚光，強忍著不讓眼淚留下來，接著整個世界好像靜止了，在我們之間的無止盡的沉默，感覺大概是從創世紀到此刻一樣的漫長。我低著頭，假裝很忙碌地寫著各種各式各樣的治療同意書，其實整個同意書我早就都寫完了，再也找不出東西可以寫了，我只是抬不起頭來，想要永遠藏在那一堆的文書裡。

　　我從來沒有覺得直視一個人的眼睛是如此可怕的事。

　　我覺得我是一個殘酷的醫師，有時候連我自己都很討厭我自己，醫學倫理教我們要如實地告訴病人病情，但有時我們並不明白病人本身是否承受的起真實，你從病人的眼神裡，總是可以看到閃爍著一種盼望，好像在期待我們對他說：「你的病情很嚴重，是癌症，但是請你放心，經過一連串的治療，最終我們會讓你好起來，生命會因此獲得延續……」

　　但是現實是，我常常必須摧毀這種盼望，像撲滅病人眼中最後一絲希望的火苗，大多數真實的醫療是我跟病人說，「我們對你的疾病束手無策，現在要治癒已經是不可能的事，你必須學習跟這種疾病相處，我的工作就是幫助你，讓你跟它共存，我只能讓你稍微好過一點……」像這樣類似的劇情，無時

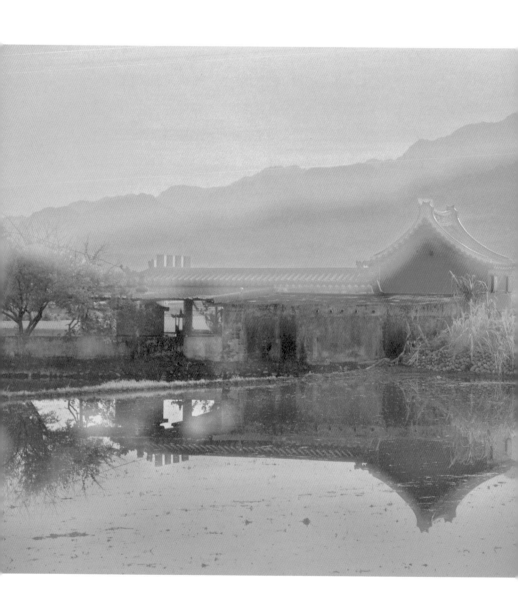

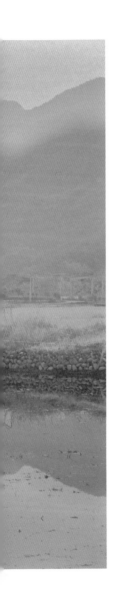

無刻在醫院的角落裡上演，任何一位走在醫療這條路上的同仁，都經歷過類似的場景，宣判病人死亡的到來，背負著這種不知怎樣才能得到救贖的負擔。

而我還沒說完呢！最可怕的日子才剛要開始。很快的，被癌細胞侵蝕的脊椎，會發生壓迫性骨折，手的神經受到壓迫，很快就不能再動了，接著脊椎受到壓迫，可能會全身癱瘓，再來影響到呼吸的肌肉，吸不到氧氣，二氧化碳滯留，高濃度的二氧化碳讓你陷入昏迷，最後缺氧而死。

我已經不忍再說了，當下一步充滿了可預測性，一切都已逃不掉，會發展出甚麼場景，你都明白，可是你卻什麼也不能阻止，只能眼睜睜地看著它發生，擁有醫學知識本身，反而變成一種最深沉的恐懼，像是對自己人生的一種詛咒，有些事是不是永遠都不知道比較好？

我坐在大坡池池畔，看著微風吹皺一池的湖水，那是一幅美麗愜意的景色，可是為何這即將逝去的靈魂仍不斷地在腦海裡浮現……？

放棄

　　Aorta，拉丁文，意思是「靈魂所在的地方」，中文翻譯為主動脈，最早以前，人類剛開始利用解剖來了解醫學常識時，發現了一條最大條，最重要的血管，源自心臟的左心室，將含氧血輸送到全身去，當時認為人類若有靈魂的話，一定是居住在這條最大最重要的血管裡，因此將這條血管命名為「aorta」。

　　主動脈會隨著年紀的老化、高血壓，或者是其他先天的異常，使得動脈的管壁脆化變薄，最後形成一個動脈瘤，當患者體內有一個動脈瘤時，多數不會有特異的症狀，一般發現時，動脈瘤都已經破裂出血。動脈瘤就好像是體內的一個不定時炸彈，隨時有可能爆炸，大多數的患者會在發病的第一時間死亡，少數能撐到醫院的，則需要緊急的手術，這種急診的手術常常伴隨著大量的出血，死亡率超過五成以上，對所有的外科醫師及麻醉醫師而言，都是最可怕的夢魘。

　　主動脈瘤若發生在腹部，我們簡稱為「ＡＡＡ」（abdominal aortic aneurysm），一旦破裂，出血的血塊會慢

慢累積在整個腹腔，使得腹腔的壓力變高，因而產生填塞的作用，壓迫出血的動脈瘤，使得出血減少。可是為了修補這破裂的動脈瘤，外科醫師必須打開腹腔，一旦腹腔被打開，填塞的壓力消失，血液便會像湧泉一樣的流出，遮蔽整個手術的視野，外科醫師必須在第一時間從一片血海裡找到出血的地方，用止血鉗夾住出血的動脈，而麻醉醫師則必須儘量地維持病人的血壓，讓外科醫師有機會夾住出血的動脈，這整個過程必須在數分鐘內完成，一旦超過這個夾住血管的黃金時間，一切便會踰越不可逆的契機，我們便會失去這個病人。

　　一如預期的，病患的腹腔一被打開，很快地就因為大量失血，進展到無心跳無血壓的狀態，我們開始施以心肺復甦術、打藥、壓胸……同時心臟外科醫師仍鍥而不捨地企圖想找到出血的動脈，修補破裂的血管，時間一點一滴地流逝，患者完全沒有恢復心跳的跡象，開刀房籠罩在一片愁雲慘霧之中，患者死在手術台上對所有的醫者而言，都是最沉重的打擊。

　　三十分鐘過去了，這是一般我們放棄急救的時間點，一旦踰越這個時間點，患者恢復心跳血壓的機會微乎其微，就算恢復，往往仍會留下腦傷等永久性的傷害，外科醫師見勢已不可逆，便出去跟家屬解釋準備放棄急救，幾分鐘後，他回來了，

我們以為一切的混亂都結束了，沒想到他竟然說：「找不到家屬。」只見到他換了一套新的衣服，又繼續手術。

我從來沒有見過施行心肺復甦術這麼久以後，還能繼續手術的，基本上患者已經跟一具屍體無異了，除了在模擬醫學中

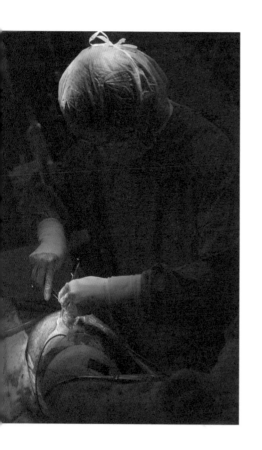

心的大體老師身上練習手術的技巧之外，沒有人會在屍體上動手術的，只是心臟外科醫師是開刀房裡最具有權威的醫師，他沒有說停，沒有人敢停。

這一切已經都超越醫療認知的範圍，好像在一齣戰爭系列的電影裡，醫官不斷地對已經往生的同袍施以心肺復甦，直到另外一個士兵去把他拉下來，告訴他不要再壓了，他已經走了，再壓下去，只是增加往生者的痛苦……這個時候就需要一個人去把外科醫師拉下來，說

「我們盡力了，讓他走吧……」但是沒有人敢出聲，整個開刀房安靜到好像可以聽到患者胸廓被擠壓起伏的聲音。

負責壓胸的同仁已經精疲力竭，外科醫師完全沒有要停止的意思，我也累到像在看一場拖棚的歹戲，只是令人出乎意料的事發生了，麻醉機的螢幕竟然感應到患者的心跳跳動，接著血壓也恢復了……儘管病患的生命徵象恢復，這仍然是一場不會贏的戰爭，經過這麼長時間的心肺復甦，一般患者都會因為腦部血液灌流不足，變成殘障或是腎臟衰竭，面臨終身洗腎的後遺症。

但在所有醫療人員的努力下，患者一個月後竟然毫髮無傷地離開醫院，顛覆了所有的醫學常識，堪稱醫療史上的奇蹟，沒找到家屬，沒經過家屬同意而不敢放棄心肺復甦，反而成了整個事件的轉折點。

表面上看來，這似乎是一件鼓舞人心的事件，醫療人員永不放棄，在絕對不可能的情況下，完成了不可能的任務，然而奇蹟的背後意味著，那些被我們所放棄的病人呢？會不會其中有一些病人假如我們當初再多堅持十分鐘，他們就會像今天這位病人一樣奇蹟似的康復？

醫學是建立在科學統計的基礎上，統計則以百分之九十五

為有顯著意義的分水嶺，這意味著，有統計就永遠有例外，誰是那百分之五的例外？沒有人知道。為了將這種例外所造成的傷害減到最低，醫學上有各種各樣的「黃金準則」必須遵守，而隨著醫學的進步，這些準則每幾年就會改變一次，今天對的事，明天就變錯了；今天錯的事，明天就變對了，你永遠都不知道遵行的醫療準則到底是害了病人，還是救了病人，施救三十分鐘後可以放棄，那跟二十五分鐘或者是三十五分鐘，甚至是一小時到底有什麼差別？永遠都不知道，有時會有一種莫衷一是的無力感。

因為醫學永遠都不夠進步，你永遠都不知道什麼時候是放手的最佳時機，每放棄一個病人，心中永遠都有一種揮之不去的罪惡感，我會不會放棄得太早了？只要我一直堅持下去，會不會永遠都有奇蹟在前方等待？然而這幾年來，我已經被迫放棄了不知多少病人，我真的已經盡力了嗎？有時很難說服自己，因為對逝者的一種愧疚感，所以一直希望明日可以成為一個更好的醫師，可是有時你連一個可以讓自己心安的方法也遍尋不著。

明天過後

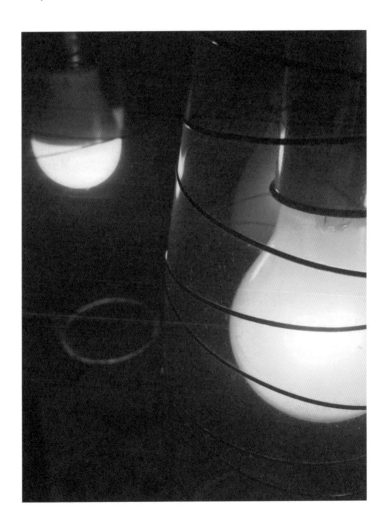

我有一個病人，原本是卡車司機，因為長期疲勞駕駛，在一場車禍中失去了左腿，截肢後產生截肢斷端處疼痛（amputation stump pain），長期在我的門診追蹤治療。

　　他有三個子女，受傷後，意志消沉，加上疼痛及殘障，一直找不到新的工作，家裡面經濟的重擔，就背負在他太太的肩上，在一間汽車旅館裡，做一些簡單的清潔工作，賺取微薄的薪水。

　　最近他發現他的太太開始深夜不歸，回來時都酩酊大醉，他心裡面明白，他的家庭正處於崩潰的邊緣，他對她說，假如她想要喝酒，可以早點回家，他願意陪她喝，可是狀況依然沒有改善。

　　我注意到他手腕上有幾個刀傷的疤痕，還有煙蒂燙傷的焦痂，我問他為什麼要自殘，他說他也不知道，但是受傷後會有一種快樂的感覺，或許是他必須藉由自殘來喚醒妻子重新對他的關懷與注意，亦或是受傷後，交感神經興奮會分泌壓力賀爾蒙，賀爾蒙上升後會帶來欣快感，我給了他一點抗憂鬱劑，並轉介到精神科，並告訴他不要因為夫妻吵架傷害了孩子。

　　他說他三天沒吃飯了，不知道為什麼就是吃不下，我問他孩子有吃飯嗎？他說有，他算一算，說看完今天的門診，身上就只剩下十二塊錢……

那明天呢？明天該怎麼辦？

有時候覺得自己身上所背負的悲傷故事，已經遠遠超過了當初想要成為一位麻醫的初衷，我以為成為一個麻醫只要讓病人睡著，他便不會說話，當他不會說話，我便不會有機會得知病人背後悲傷的故事，因為我知道我並不堅強，可以堅強到背負這些悲傷。

然而，人生的另一個悲傷是，你永遠沒有辦法走在自己盤算的路上，就像這個病人一樣，最終淪為被選擇而不能選擇，所以，我也只能就這樣一直憂鬱著病人的憂鬱。

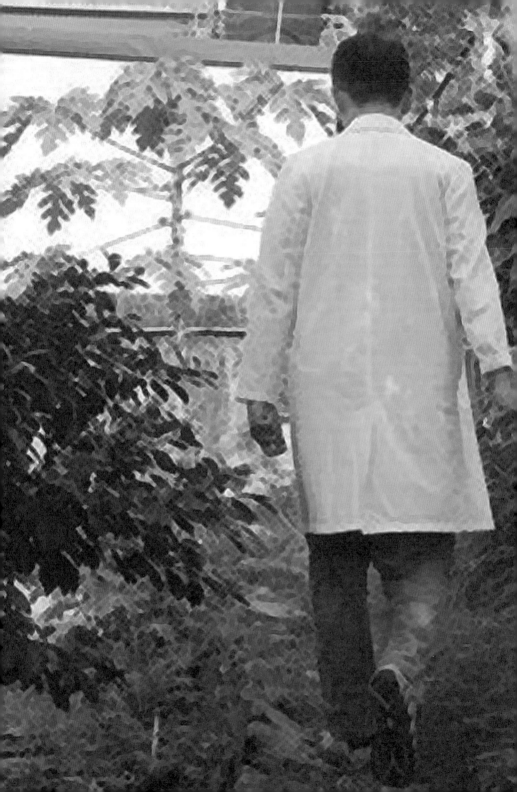

Chapter
4

我是一位麻醉科醫師，
現在，我同時是一位疼痛科醫師。
從走出開刀房的那一天開始，
就注定了將為病人的病情神傷，
苦著他們的苦，
憂鬱著他們的憂鬱。

童年

　　我有一件外套，國小五年級的時候母親買給我的，到現在都還能穿，只是袖口有一點磨損，長度稍微短一點而已。

　　就我有記憶以來，這是我第二件像樣的外套，在這之前，我有另外一件較小的外套，後來長大了就穿不下了。不管是哪件外套，這些外套平常是不能穿的，只有在新年的時候才會拿出來穿幾天，而且可以從我小時候一直穿到五年級，就不難想像當初是買了多大件，當時穿的時候還必須將袖子摺好幾摺，我就靠著這兩件外套度過了我的童年。

　　我長在一個很貧困的農家，那時候台灣的經濟才剛要起飛，我們一家還來不及搭上，經濟十分困頓，根本沒有多餘的錢買衣服，唯一買的一件新外套，為了因應還在發育的身體，必須要買大好幾號的，而且買來也不是拿來穿的，為了保持衣服看起新新的，從此束之高閣，只有過年要回外婆家時才會拿出來穿，真的是過年穿新衣戴新帽。

　　上小學時，我最害怕星期三，因為那天要穿便服去上課，

但是我除了學校的制服之外，根本沒有便服可以穿，所以我就穿學校的運動服充當便服去上課，但是當全班都穿便服時，我身上的運動服看起來就非常突兀，久而久之，班上的同學會因為這樣捉弄我，他們沒有辦法明白，為什麼我要在明明可以穿便服的日子還穿著體育課的運動服，現在想起來，這或許就是某種形式的霸凌，只是當時我並不明白。

有一天上課的時候，老師說要宣布一個好消息，就是以後星期六上課也可以穿便服，全班突然爆以熱烈的歡呼聲，我則嚇的目瞪口呆，那一聲歡呼好像持續了二十幾年，時至今日仍在腦海裡迴響，久久不散。

之後，我穿運動服的時間變成星期三和星期六，麻煩的是星期日，因為運動服星期六已經弄髒了，星期日我就只能穿著白色的內衣，冬天，天氣冷，唯一的一件外套又不能穿，就只能套上學校的運動夾克，把拉鍊拉的高高的，有時候去同學家，因為天氣冷，門窗緊閉，突然進到室內時，覺得很悶，也不敢把拉鍊拉下來，深怕被人家看到裡面只穿著一件內衣。

那時候吃飯，就是把一點點米煮成一大鍋稀飯，每一餐都是這樣，桌上唯一的菜就是一個罐頭麵筋或是蔭瓜，有時則會煮一個蛋大家分著吃，我那時候年紀小，或許這樣就可以飽，

但是我父親從事粗重的勞力工作，也不知道他怎麼撐過來的。

　　大概是那個年代或許還沒有流行綁架勒索之類的社會事件，因為父母忙於工作，根本沒有時間接送，從幼稚園開始，我就一個人走路上學，在去學校的必經之路上，有一大群流浪狗，我那時候年紀小，覺得每一隻狗都長得跟我一樣大，因為害怕，常常遠遠地望著那一群流浪狗，明明校門就在不遠處，卻不知道怎麼過去，只能站在路旁等，直到有別的路人經過，才尾隨在他身後一起過去。

　　有一回中午下課剛好下起大雨，雨大到根本沒有辦法冒雨回去，我站在走廊上看著同學一個個被父母接走，整個走廊上就只剩我一個人，我知道父母絕對不會來接我，便一直孤單地望著屋簷滴下的雨滴……那時候下午還有才藝課，好像是關於音樂之類的，我記得我很想要跟著一起上，可是因為經濟因素沒辦法參與，一點半了，才藝課開始了，雨好像永遠不會停一樣，我就站在窗口，羨慕地看著坐在教室裡的他們，就這樣上了我人生第一堂才藝課。

　　傍晚，雨終於停了，我踩著路上的積水，一邊玩一邊踏著水花回家，回到家之後，沒有人說什麼，那時候經濟壓力大到父母無法分心在工作以外的事上，孩子出去了像丟掉，回來了是撿到，沒有人會知道你有沒有吃飯，小孩不見了只要再生就

有了。

晚餐時也是如此，理論上晚餐是家人團聚的時間，但是因為父親總是工作到很晚，所以飯都是放在桌上，餐桌上永遠沒有父親。那時候不懂事，時常覺得受到忽略，總是覺得自己是多餘的，我不懂事的時候怪過父母，不明白為什麼他們把我生下來，又因為工作時常缺席我每個人生重要的場合，直到長大才知道原來缺席也是一種愛。

每個孩子都期待著睡前的床邊故事，但是父母從來沒有念過床邊故事給我，他們都工作到很晚，我怕黑，不敢一個人睡覺，一到晚上，還在工作的母親就會在身邊準備一個大紙箱，我倦了就在紙箱裡睡，隔天早上醒來總發現自己睡在床上，從來也不知道自己是怎麼從箱子跑到床上的。

我父親很少講話，非常嚴峻，一方面大概是經濟的重擔壓得他喘不過氣來，另一方面是我有一個受日本教育的爺爺，他受祖父的影響，對我們也異常嚴厲。他從不表達內心的情感，我跟他一個星期講不到幾句話，現在的小孩打破碗大家一般都覺得沒什麼，因為是小孩，難免會犯錯，但在我小時候，萬一不小心打破碗，那天就沒有飯吃了，不但得一直跪在餐桌旁，父親還會抽出腰上的皮帶毫不留情地打在我身上，直到母親以

肉身擋在我跟父親之間，才會停止。

因為碗打破了又要花錢買，而且，「飯碗」在台語裡面有「工作」的意思，連自己的飯碗都拿不穩，意謂著沒有辦法勝任一個工作，對一個經濟困頓的傳統家庭而言是很大的忌諱。

諸如此類現在看起來的小事，在那個年代經常被他放大成大事，在壓力下，他時常生氣，我則常帶著被體罰的傷，大腿遍布淤青，再穿著短褲去學校上課。

放假的時候，父親偶爾會帶著我們到田裡幫忙做些簡單的工作，那時候我還小，長得白白瘦瘦的，南國的豔陽時常曬的我喘不過氣來，父親為此常常恐嚇我：「你假如不好好讀書，以後就會像我一樣辛苦。」

家裡種了一大片香蕉，有一回農會的人來收購香蕉，我還記得那時候香蕉一斤兩塊錢，父親指著一大片包裝好的香蕉說，這些是好的香蕉，要拿去賣錢，然後又指著旁邊一些零散的香蕉說：「這一些是撞壞爛掉了的香蕉，留著自己吃……」過一陣子，鄉下流行起養殖泰國蝦，他將長年省下來的錢也投資在養殖業上，邏輯上我們會認為，從事養殖業應該會有吃不完的蝦子，看著一批一批養殖的蝦子被運走，他說：「這些蝦子是拿來換錢的，不能拿來吃……」於是蕉農的兒子一生都沒

吃過好的香蕉，養殖業者的兒子一生也沒吃過泰國蝦。

　　因為養殖業的興盛，家裡的經濟開始改善，好景不長，不久之後，養殖的泰國蝦流行起一種不知名的疾病，所有的蝦子在一夕之間大量死亡，所有的養殖業者束手無策，損失不計其數，父親也包括在內，產業一夕崩毀。

　　我的童年就是在這種搖擺的經濟、高壓威嚴的管教，對未來懷著不安全感、恐懼下過去……

　　就這樣我也長大了，當年父親對我的恐嚇大概也生了效，在那個年代，面對困頓的經濟環境，讀書是改變未來最直接、最有效的方法，我成為了一位醫者。現在回想起來，我有一位偉大的父親，在那種環境下他依然提供了我很好的教育機會，而我這一生最大的恩賜也就是有這樣一個困苦的環境，就好像一棵松樹，在環境越冷越差的懸崖邊，它的姿態就越勁挺。受過父親的訓練，我的生理需求極低，工作時我可以不吃飯、不睡覺，忍受極長的工作時間都不以為苦。

　　於是，我決定成為一位麻醉科醫師，當時全家人都反對。

　　母親說：「我一想到你晚上不睡覺，要起來為病人麻醉，負擔病人的生死，我就睡不著……」我沒有聽進去，我決定讓她每天都睡不著，直到有一天，母親作了一個夢，她說她夢到

一個小孩子端著一杯水，那個小孩子長得跟我小時候一模一樣，接著她開始形容那杯水，她說她從未看過那麼潔淨清澈透明的水……她覺得我的內心已經得到了平靜，所以也不再阻止我，就釋懷了。

父親說：「那個工作三餐、睡眠都不正常，對身體不好，我這一生這麼辛苦的工作栽培你，就是希望你過得比我好，不要那麼辛苦……」但是，他沒辦法明白，因為我已經辛苦過了，所以完全不以為苦，小時候的生長背景，反倒過來成就了我的性格，到現在都還一直影響著我的行為。

儘管現在已經脫離那種困頓的生活很久了，夜裡偶爾依然會做著相關的噩夢醒來，不愉快的記憶理應封存到潛意識裡，永遠不再想起才對，不明白為什麼時至今日都好像還只是昨日發生的事情一樣。

我有一件外套，長度稍微短了一點，袖口上面有我磨損的童年。

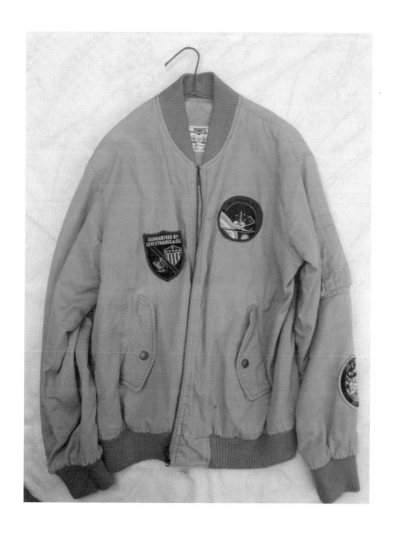

背負

　　我念高中的時候，升學壓力很大，加上缺少運動，整個人白白瘦瘦的，一副文弱書生的模樣，有一年重感冒發燒，大概因為脫水得很嚴重的關係，晚上起來上廁所時，竟然在浴室裡昏了過去。

　　我跌在浴室地板上的聲音，驚醒了在睡夢中的父親，他發現我昏了過去，情急之餘，竟然把我從三樓背下樓去，要帶我去急診室就醫，當時的父親早已不年輕，而我那時候雖然瘦，也有六十公斤左右，迷迷糊糊中，我整個人趴在父親背上，他因為背負過重的負荷，下樓梯時大腿微微地顫抖著，一副搖搖欲墜的模樣，卻還一邊安慰我，要我不要怕，就這樣一步一步地把我背下樓去。

　　我再次醒過來時，已經躺在急診室的床上，左手被打著點滴，母親坐在床緣，說醫生看過了，沒事，然後就開始抱怨著，說醫生臉很臭、很冷漠，可能是正在睡覺，大半夜把他叫起來的緣故。

　　後來當我成了一位醫者，受了醫學教育之後，我終於明白

當年只是因為發燒脫水，上廁所時副交感神經興奮，產生一些醫學上稱為 vasovagal response（迷走神經昏厥），導致的暫時性昏厥，只要休息、補充水分就會痊癒，難怪急診醫師愛理不理。

我相信那時候那位醫師的臉色，現在偶爾也會出現在我臉上，尤其是值班時，因為過度疲憊，被病人叫醒時，發現病人只是一些牙痛、睡不著、喝醉酒等芝麻蒜皮的小事，我臉上的表情應該跟那一年急診醫師臉上的表情一樣吧。

有一次，我正在餐廳打飯，聽到廚房裡有人在呼喊，我不以為意，以為在嬉鬧著什麼事，但前腳才離開餐廳，馬上就有人追出來喊我，原來是同事在廚房裡昏倒了，我下意識想要去拿 AED（自動體外心臟去顫器），可是 AED 在三樓，有一段距離，我決定先回餐廳。我評估後發現，同事還有脈搏、有呼吸，但真的是叫不醒，這可能沒有那麼緊急，但是還是要儘快到急診室，醫院因為在改建的緣故，餐廳改到急診隔壁棟的大樓，而且之間沒有電梯相連，我沒有選擇，只好背起同事，衝下樓去。

大概是心裡急的關係，我一路小跑步，倒也不覺得肩上重量很重，下樓梯時，腦海裡浮現了當年父親背我下樓梯的樣

子，二十幾年過去了，好像還只是昨天的事，只是，那天晚上父親背我到急診室時，一定沒有料到有一天我會成為醫者，也背著病人到急診室。

我曾經在網路上看過一則報導，四川大地震時，因為道路中斷，救難人員背著急救物資要徒步走進災區，在路上遇見一個男子背上背著一個人，那個人臉上用一條薄薄的布蓋著，穿著白色乾淨的衣服，但是四肢以一種極不自然的姿勢，趴在男子身上，那個人身材甚至比背負他的男子還要高大，因此雙腳還不時摩擦著地面，同行的醫生見狀馬上趨上前去要幫忙，只見那名男子搖搖頭示意說，「不用了，那是我兒子，已經死了。」他的兒子念高中，在川震時被倒塌的校舍壓死，他在瓦礫堆中把他的兒子挖出來，換上乾淨的衣服，現在要背他回二十幾公里外的老家，讓他兒子在家裡度過最後一晚。

在人生的旅途中，我們因為各種各式各樣的理由，背負著超過身體可以負荷的重量，而之所以還能夠前行的原因，是因為背負著的其實不是重量，是愛，是情感吧！

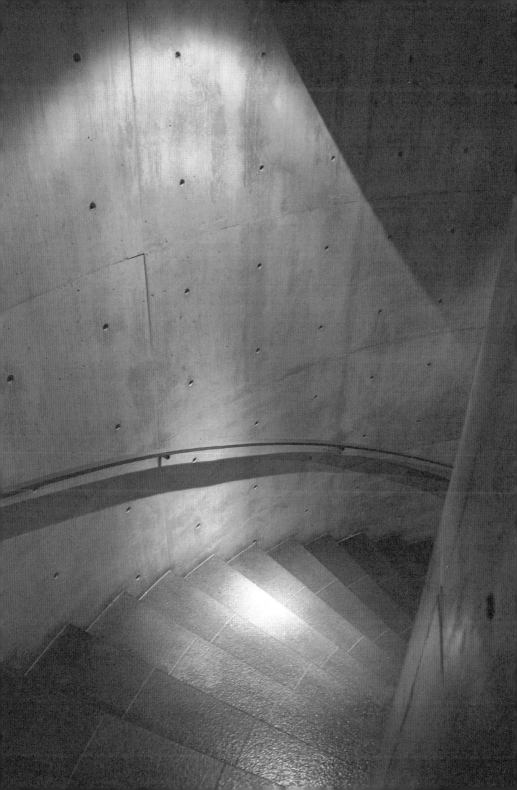

最遠的距離

　　十八歲的時候，我喜歡上一個女孩子，那個時候我的母親反對我們在一起，反對最主要的理由是，她有一個罹患精神分裂疾患的妹妹，而我有一個罹患精神分裂疾患的舅舅。

　　那時候我們兩個都還是醫學系的學生，因為讀書的關係分隔兩地，學生的經濟條件沒有那麼好，旅費所費甚少見面，平日只能靠書信聯絡。

　　而我母親反對的理由我也都能理解，她來自一個很傳統的農村家庭，對女醫師沒有什麼好感，她覺得女人就是要在家裡相夫教子，煮一鍋熱飯等著丈夫回來，這就是幸福，但女醫師太忙了，絕對沒有時間做好這些，再加上基因遺傳學上的憂慮，她已經考慮到她未出世孫子的健康，所以堅決反對我跟她在一起。

　　身為人子，對於母親這樣的態度我都可以體諒，但我對只能煮飯洗衣的女孩沒興趣，且所謂基因遺傳學的論點是基於科學的基礎，但是情感並不是科學，我決定不理會母親，這畢竟是我的人生，因此，我不顧父母反對，執意要跟這個女孩在一

起，長達數年的親子對抗於是展開。

當時我們要出去約會時，因為我沒有交通工具，所以都是她騎摩托車來載我，為了避免衝突，我都假裝是一個人要出門，她會在離我家有一段距離的巷口等我，回家時，她一樣在巷口放我下車，我獨自走一段路回去。

我從不跟家人交代我要去哪、跟誰出去，但其實母親也都知道我到底跟誰出去，每次我要出門時，她總是露出一副不以為然的表情，這一切清晰得好像只是昨日的事。

這個女孩聰明可人，才華洋溢，寫了一手好文章，我深深地被她的文采所打動，她喜歡收集有趣的報章雜誌，看到有趣的文章時，會把它剪下來跟我分享，其中一篇是〈花蓮比美國遠〉。

我還清晰地記得那一幅場景。一天午後，她照例坐在巷口的摩托車上等我，遠遠地看著我走向她，然後揮舞著手上小小的紙張，我往摩托車的後座一坐，環抱著她的腰，下巴靠在她的肩膀上，聽她念她手上新發現視若寶貝的簡報，那是一位花蓮的醫師寫的，大意是說：花蓮因為地處偏遠、交通不便，少有醫師願意下鄉服務，而在那個年代，台灣最優秀的醫師紛紛到美國進修，進修有成，或是留在美國不歸，或是回國貢獻所

學時，也都留在台灣一線的城市，大家寧願去美國，也沒有人願意到花蓮來，所以戲稱花蓮比美國遠。

我聽到這個論點的當下，就被深深地吸引了，她一定沒有料到，當初無心的一個舉動，竟然深深的影響了一個醫學生的心，在我心裡有一個遙遠的地方，那裡有病人需要幫助，數年之後，我將這段往事付諸實現，我到了最遠的花蓮。

父母的阻力，再加上長時間分隔兩地，要維繫感情的熱度並不容易，加上我那時候年輕，天生就一副浪子的模樣，既不懂得愛情，也不知道珍惜，幾年的日子就這樣在吵鬧中度過了……當然，初戀之所以叫作初戀，就注定了不會有結局，才會值得回味。

她離開後，覺得心裡某一部分的真也跟著失去了……之後我就不再認真，從街的這一頭走到街的那一頭，每看到一個女孩子，就好像談過一場戀愛一樣。

青春像斷了線的風箏一樣，之後我們就沒有再見過面，畢業後，我選擇作為一個麻醉科醫師，隱約得到消息是她在北部某家大醫院成為精神科醫師，某種程度或許是想要幫助她生病的妹妹吧。

我們在各自的領域裡努力，沒有交集，直到有一天我接

到她姊姊的電話，她姊姊問我說可不可以跟她碰面，原因是她罹患了重度憂鬱症之類的疾病，每天都不去上班，鎮日躺在家裡，不曉得跟我碰個面之後會不會好一點⋯⋯

之所以會得到重度憂鬱症是因為，有一天她覺得她那生病的妹妹病情不太穩定，就請假回去照顧她，結果一日午後，她在小憩時，妹妹不曉得是久病厭世，或者是失足，就在她休息的空檔墜樓，當場死亡，承受不了這個打擊，她開始封閉自己，有一段時間走不出來，精神科醫師最後反被精神疾患所苦。

這世界上假如有我不想見的人，或是我不想聽到的消息，排名第一就是她，我知道我沒辦法跟初戀情人碰面，理由是人會擷取對於自己有意義的記憶，像我今日回想起來，那些悲傷、難堪、無聊的爭吵，早就不復記憶，只留下甜蜜的部分，若你跟初戀情人碰面，談起往事，然後你發現，那些你覺得有意義的記憶，在對方的心裡竟然完全沒有分量時，那僅存的甜蜜將被破壞殆盡，而且有時候這些記憶之所以值得被記得，是因為沒有繼續發展下去。

我陷入兩難，我不明白她要見我做什麼，在思考邏輯上，我不想見她，也不能見她，但在情感上我卻必須見她，假如見面對她有幫助的話。

我們坐在書桌前的一盞黃燈下聊天，也不曉得是生病的關係，或是精神科醫師講起話來本就是一副慢條斯理的樣子，那一夜她講話的樣子格外的溫柔，跟我往昔對她的記憶已經完全不同了，印象裡她是俏皮而天真，現今已是成熟而嫵媚……而我這幾年來一直在開刀房裡工作，開刀房是充滿了壓力，生與死對抗的地方，絲毫馬虎不得，我因而變得敏感、強悍，甚至是苛刻……我們都變了，都不再是年輕的那個模樣。

　　她說了些抱歉的話，說分開時造成彼此不愉快……其實已經過那麼久了，早就從不愉快的情緒裡脫離出來了，也不覺得彼此虧欠什麼，道歉似乎已經是多餘的，但對精神科醫師而言，或許行為本身都有其意義，昨日的不作為，進入潛意識裡，進而影響著明日的行為，這個循環必須藉由某種儀式來加以打斷，才能得到救贖。

　　燈光似乎越來越黃了，我看著生命中原本最親密的人，現在幾乎和陌生人無異，或許在人生的旅途中，有些人注定就只能陪你走上一小段路……後來又說了什麼，似乎也都不記得了，只是模糊隱約地記得這個橋段，這是我們分開多年後以後，第一次見面。

　　日子又恢復往日的作息，一樣的忙碌，一樣的過活著，她的形象就這樣又隱沒到日常生活中去，隱約聽到的消息大概

是：「她已經恢復正常了。」、「有回去上班了。」，為她感到慶幸，時間是治療傷痛最好的良藥，除了祝福之外，其實也不能給與她什麼幫助。

就這樣又過了數年，有一天我因為有業務上的需求北上，到她任職的醫院去，走在醫院長長的走廊上，感覺好像離她非常的近，內心正自忖著有沒有可能在醫院的哪個角落裡不期而遇，心頭才一邊念著，就看到她遠遠地夾雜在人群中朝我走來。

我沒有叫她，她也沒有認出我來，我們倆以最近的距離擦身而過，我轉身，看著她的背影再次被民眾包圍，消失在走廊的另一頭，就好像回首望著自己的青春還有戀情消失在時間之流裡……那是我第二次看到她，也是最後一次。

每個人心中都有那麼一位當年追過的女孩，有意識的，無意識的，直接、間接地影響著自己的行為，當年離開家鄉旅居後山，數年過後，這原本的異鄉土儼然變成家鄉，當你身處在一個城市，你覺得這個城市已經沒有那麼遙遠，最遙遠的距離是你跟初戀情人之間的距離。

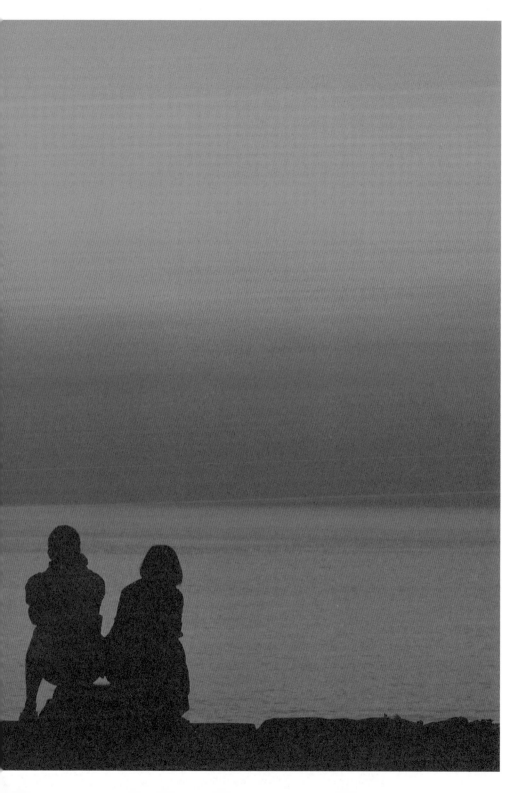

陰影

　　我在日本京都府立醫大受訓那一年，有一回送病人到加護病房，看守加護病房的醫師邀請我留在加護病房看看，京都府立醫科大學的加護病房照顧在日本是出了名的，主要是在「感染控制」跟「小兒非侵入性正壓呼吸」，這兩方面在學術界都居於領先的地位，可是我完全不假思索就婉拒了他的邀請，他驚訝到說不出話來，因為要來這個地方學習，可是擠破頭，不是想來就可以來的，沒想到回到開刀房後，我的指導醫師竟然也問我要不要去加護病房看看，連續兩個醫生邀請，我再也找不到遁逃的藉口，只好硬著頭皮回去。

　　麻醉科住院醫師訓練時期，每位醫師都有幾個月的時間在加護病房受訓，那段時間，是我人生最痛苦的一段日子。

　　在性格上，我喜歡挑戰，做起事來節奏明快，在開刀房裡，病人的狀況瞬時萬變，時間就是最大的成本，在那裡工作剛好是一件步調暢快且充滿挑戰的事，而且手術的目的是為了存活、為了延續生命，在這個過程中，充滿了對人生熱切的期

盼與希望，而我的工作就是要延續這個希望，讓生命的火種不要在我的手中熄滅。

在加護病房就不一樣了，這裡的病人幾乎都處在病危的狀態，全身插滿管子，有一些病人只是在拖時間，在他們身上幾乎看不到任何希望。

會客時間，是我覺得最痛苦的時候，因為病人的狀況都很差，我們有義務向家屬解釋最壞的打算，每次講到這個，有一些家屬就情不自禁在床邊握著病人的手，開始啜泣起來，於是偌大的加護病房裡，每逢到了會客時間，就會隱隱約約聽到各種哀泣的聲音，這種聲音讓我手足無措，我常常想不出什麼好聽的話來安慰家屬，也不可能陪著他們一起啜泣，後來受不了，因為我只是一位外放來受訓的住院醫師，每逢會客時間一到，我索性就躲在辦公室裡，把門關起來，直到會客時間過去為止。

那時我經歷的幾個病人到現在都還記得：

一個二十歲左右的年輕人，騎摩托車車禍，頸椎骨折、全身癱瘓，我們幫他做了氣切，但因為頸椎高位的骨折，終生都無法脫離呼吸器。過了急性期後，這樣患者的生命徵象大多數都很平穩，然而，因為頸椎受到不可逆的傷害，現今的醫療

沒有辦法再做些什麼讓他的情況更好，每天就只是給他水、營養，以呼吸器協助他呼吸。

白天，他醒著的時候覺得很無聊，所以我們就給他一台電視，讓他消磨時間，他是一位基督徒，每天都有不同的教友來看他，唱詩歌給他聽，寫滿了祝福的卡片，我們將這些卡片掛在一個黑板上，讓他可以看到，還有些人給他摺了紙鶴，也鋪滿了整個床緣，為他祈福，可是不管給他多少祝福，他就是不可能再站起來了。每次經過他的床緣，只剩兩顆眼珠子能動的他，張著那骨碌碌的大眼睛，像要說什麼卻說不出來的樣子，我都刻意偏過頭去，不敢與他四目相交，想到他以後再也不會復原，我就不忍再看了。

另一個中年的男子，罹患主動脈剝離，這種手術相當複雜，牽扯到超低溫麻醉，心臟與體外循環完全停止，有少數的患者動完這種手術後，會併發永久性的腦部缺氧，永遠不可能再醒過來，就像一個植物人的一樣。

有一回會客，患者的太太帶著兩個孩子，伏在爸爸的耳邊，跟孩子說：「來！我們一起大聲叫爸爸的名字，看他會不會醒過來……」於是從加護病房的這一頭到另外一頭，都聽得到兩個孩子、一個母親，對一個父親、一個丈夫，大聲吶喊叫

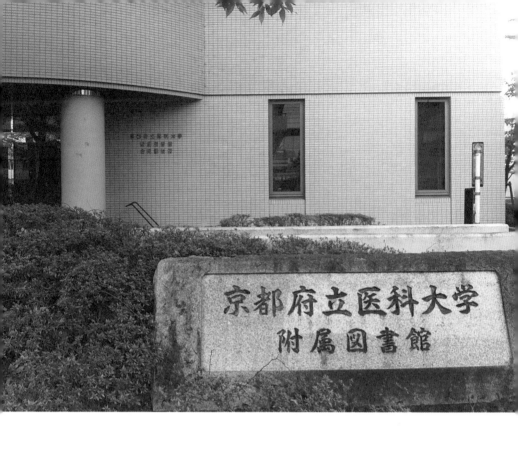

他醒來的聲音。這種行為對擁有醫療常識的醫療人員來說，簡直就是一件近乎愚蠢而幼稚的行為，但即便是他們吶喊的聲音已經大到干擾了別床的病人，卻沒有人想去阻止他們，好像去阻止他們，就會壞了他們最後一絲的希望，成為導致病人永遠醒不過來的罪魁禍首。

最後，是一個老伯伯，腸穿孔，開完刀後，感染導致敗血症，好不容易搶救回來，卻一直無法脫離呼吸器，我們建議家

屬氣切，家屬不願意，經過一個多月的治療，肺部的功能越來越進步，眼看著就要有希望拔管。

這一個多月來，每天都會有一個老婆婆來看他，幫他洗頭、梳頭髮、按摩，她一邊按摩，一邊跟老伯伯講話，叫他加油，當然，老伯伯嘴裡插著管子，不能回答，老婆婆也不管患者不能回答，每次來就是自顧自的講著，鶼鰈情深的模樣看在眼裡實在令人感動。

好景不長，有一天老伯伯因為長期臥床，病情突然急轉直下，併發深部靜脈血栓，最後導致肺部栓塞，右心衰竭，那個時候要想要活命，只有使用葉克膜做體外循環，當時健保還未給付葉克膜，使用葉克膜所費不貲，根本不是一般家庭付得起的，我記得我那時候站在床邊，跟老太太解釋使用葉克膜的費用之後，只見她握著她老伴的手，低頭望著老伯伯許久，不發一語，她低頭望著老伯伯的樣子，像一幕定格的電影，到現在都還深深印在腦海裡。最終，她並沒有選擇使用葉克膜，選擇了讓這位老伯離開。

諸如此類的故事，每天都在加護病房上演，死不掉、活不好，希望、絕望不斷交替……從那時候起，我就決定再也不要回到加護病房。

母親

　　母親打電話來說會陰部有一個突出的腫塊，我才驚覺到她年紀已經大到開始生病的地步了。

　　我陪她去看醫生，診斷是第四期的子宮脫垂，處理方法就是用腹腔鏡作一個懸吊手術，同時把子宮拿掉，這只是一個小手術，我不知道已經經手過幾百次這種手術的麻醉，鮮少出事過，但是這一次面對的病人是自己的母親，卻開始擔心起來。

　　我想起前一陣子，她也因為身體不適反覆進出急診室好幾次，為了怕我擔心，干擾我的工作情緒，她竟然選擇不告訴她在當醫生的兒子，直到有一天晚上，我的小姑姑看不下去了，偷偷發簡訊暗示我，我才知道母親生病了，人在急診室，而且因為沒有病床，那天晚上她就躺在急診室的走道上過夜。

　　那天晚上我正在值班，得到消息時早錯過了返鄉的最後一班火車，雖然內心焦急恨不得馬上飛回去，卻也無計可施，只能枯坐著等天亮。我知道急診室常常滿床，病人在走道上過夜也時有所聞，只是沒有料到有一天這種事也會發生我的家人身上，自己是醫療人員，卻連找到一張病床讓母親躺下休息的能

力都沒有，而這一天來得又快又急，讓我來不及準備，我一生都在照顧別人的父親或母親，自己母親生病時，卻時常不在她身邊。

反觀我自己，幾年前我因為跟他們價值觀不同，時有衝突，為了保持和諧，覺得需要一些空間距離，便搬到東部，刻意找了一間離家最遠的醫院上班，過年過節更刻意值班不回家，久了父母發現他們失去了一個孩子，態度也有某種程度的轉變，而我自己也因為愛上東部的環境，在這裡買了塊地，蓋了間房子，也在庭院裡種了幾棵松樹，準備在這裡落腳生根。

只是，當時父母都很健康，讓我有足夠任性的理由，現在自然不可同日而語，終究有一方必須放棄平常習以為常的生活方式，只是我已經過慣了鄉下閒散的生活方式，實在不願意回到西部那人口眾多擁擠而污染的城市，這裡的天空永遠都是藍的、溪水是碧綠色的、風是軟軟的、土是黏黏的……我開始遊說母親到東部跟我生活，但她說她在哪裡沒有朋友，住不慣的……

看完了診，我帶她去櫃台結帳，藥局領藥，我挽著她的手，走過醫院長長的走廊，想像著自己剛出生時，或許她也曾經這樣抱著襁褓中的我，走過某一條醫院的長廊，我說：「我小的時候，咱們在一起，現在你年紀大了，開始生病，在人生最後

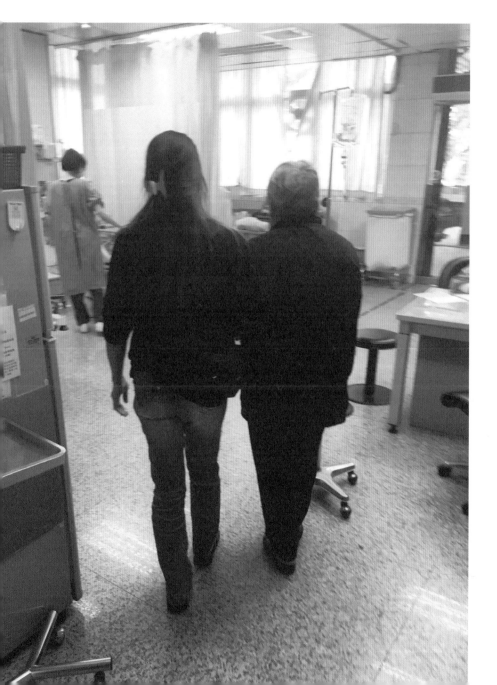

的一段時光，家人也應該在一起⋯⋯」

　　我應該要回家了，這幾年我從來沒好好待在家過，有人跟我說，人生是一段不斷跟自己和解的過程，或許唯有化解跟父母之間彼此的心結，才有可能跟自己真正和解，我才能真正得到自由。

　　一個八十幾歲的奶奶來到急診室，主訴是頭昏，做了基本的理學檢查，發現沒有什麼問題，開了幾顆口服藥之後，便讓奶奶到留觀室休息，病人去留觀室之後，護理師開始跟我陳述病人的病情：

　　「醫師！奶奶沒有病，她是因為她的兒子死了，最近她每天都來急診，一下子肚子痛、一下頭暈，之後就說所有的藥物都沒效，吵著要住院，今天已經第四天了。」

　　「恩！她這樣是不符合住院的條件⋯⋯她想住院⋯⋯不然就先讓她待在留觀室休息就好。」

　　可是，醫院規定留觀不能超過六小時，超過六小時就是要出院，不然就是收住院。她的兒子才剛剛去世，或許對她而言，突然少了一個人，覺得家裡太空曠、太寂寞了，留在這裡，至少我們會跟她講講話、量量血壓什麼之類的。

　　雖然我們都覺得她兒子的死亡是一種解脫，因為她的兒

子是植物人，已經完全臥床很久了，但這樣就更慘了，有很多的老人，你知道他們為什麼儘管年紀那麼大了還是不會死，是因為他們有一個理由支持著他們繼續活著。照顧她的小孩，或許就是奶奶生活的重心，是維持她生命繼續的因素，因為有這樣一個殘障的孩子，萬一奶奶往生後就沒有人可以照顧她的小孩，所以給了她勇氣跟力量可以一直生活下去，不管環境是多麼困苦。根據經驗，這種老人一旦失去她生命中需要她照顧的人，便會失去生活的目標，很快也會跟著往生。

有一些傷痛，超過了醫療治癒的範圍，只有時間才能治療，另外一些傷痛連時間也沒辦法治療，好像也沒辦法做什麼，就讓她在留觀室躺一下吧！或許累了她就會想回家了。

器官移植的血與淚

　　我是一位麻醉醫師，而且我是肝臟移植手術的專屬麻醉醫師。

　　那個時候，醫院的器官移植手術正處於啟蒙的階段，因為不熟悉有可能會增加犯錯的機會，而醫療最不容許的就是失誤，每一次的失誤，病人往往以生命付出代價，為了避免這樣的情況發生，所以各個環節都要有專門的人負責，我在那個時空環境背景下，成為專屬麻醉醫師。

　　在那個醫療資源相對匱乏的年代，全院只有一位外科醫師具有資格做移植手術，所以那個時候的移植手術是這樣做的：

　　外科加護病房家屬探視的時間一天只有兩次，分別是早上跟傍晚，家屬經過器官勸募後，經過一整夜的思考，一般會在早上見過患者最後一面後，同意作器官捐贈，所以我們會在早上為病患進行第一次腦死宣判。每一次的腦死宣判必須間隔四小時，器捐的患者一般必須經過兩次腦死宣判，所以確定患者腦死時一般都已經傍晚了，患者腦死之後，器官會跟著慢慢衰竭，為了確保移植手術的成功率，器官最好越早取下，並越早

移植到病患身上越好，所以等到各方人馬到齊，準備妥當，開始手術之時，往往是夜色最深的時刻，這也意謂著，每一次的器官移植手術就是「今晚徹夜未眠」。

　　一開始，外科醫師獨自一人完成取肝，然後花十幾個鐘頭完成種肝，之後在接連完成兩例腎臟移植，總共歷時約二十四小時……在這段時間裡，累了就坐在開刀房的地板上，背靠在牆壁上，瞇十分鐘，然後再爬起來，繼續看著螢幕上病人的生

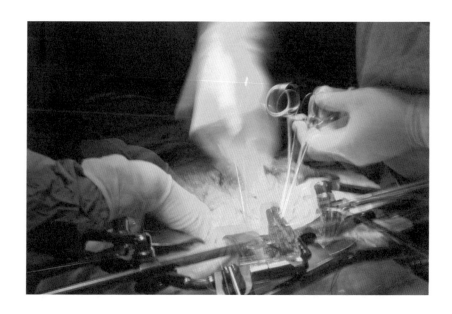

理數據，餓了也不吃飯，深怕離開吃飯的這二十分鐘，病人會發生甚麼差錯，儘量不喝水，就不用上廁所……我們犧牲自己的生理需求，來滿足病人所有的生理需求，只為了許病人一個康復的希望。

之後，隨著醫院的發展，越來越多醫師加入移植的團隊，除了屍肝移植之外，我們開始發展活體肝臟移植，活體肝臟移植的複雜度、精密度更廣，手術的時間更長，牽扯的醫療人員更多，風險更高，所耗費的精神更大，手術不再由同一位外科醫師完成，我們已非昔日的吳下阿蒙，已經發展成為一個完整的團隊，漸漸成長、茁壯、進步。

我們分成兩組人力，一組處理捐贈者的肝，另一組處理受贈者的肝臟，兩組團隊同時進行，這種手術往往耗費二十個鐘頭，從今天的白天，一直開到隔日的清晨，然後趁著天色微亮之際，到醫院門口的永和豆漿吃早餐，之後不是回家休息，是再回醫院做白天例行的工作，因為這些工作早就都排好了，你不做不會有人幫你做，一切都要按既定的時程完成，不能拖延。

有一次我們的外科醫師開了一整夜的急診刀，隔天早上再繼續花二十幾個鐘頭完成一例活體肝臟移植，接著又繼續開

隔天白天的常規手術，晚上要休息時，又突然接到一例急診的屍肝移植，又開到天亮，接著再繼續工作，整整大概有七十二小時，這些醫師沒有真正休息過，也沒有離開過醫院，孩子長大了沒看到，老婆變老了不知道，我們的團隊是這樣工作著，每一次為病人續命，我都覺得是這些醫療人員拿自己的命換來的⋯⋯「徹夜未眠」對移植外科而言叫做「生活品質」。

　　大多數的時候，我並不知道，支撐著我們這群團隊醫師的動力到底是什麼，所付出的精力、所冒的風險，及面對手術失敗後醫療糾紛的鉅額賠償，跟健保的給付相比，簡直是微不足道，到底是什麼原因驅使這群醫師不斷地自我鞭策、挑戰、進步、卓越，這些醫師的毅力、精神跟膽識到底建構在甚麼樣的基礎上？

　　私底下，我們稱移植外科的醫師為「神醫」，因為他們總是在最艱難，幾乎不可能的狀況下，延續病人的生命，再來是他們像神經病一樣地為病人工作，這些工作大家避之唯恐不及，他們卻甘之如飴，連眉頭都不皺一下。

　　器官移植是一件極度累人而複雜的手術，手術都存在著若干的風險，不可能每次都如人願，儘管已經費盡心思，在每一個細小的環節背後仍隱藏著無數失敗的可能，每一次的失敗，

至少就是兩個家庭的破裂，一個是往生的捐贈者，一個是器官的受贈者，捐贈者希望生命可以用另一種形式延續，受贈者希望生命可以再有一次機會，一次打破兩個希望，這種挫折，我們往往不知如何面對⋯⋯而每一次的成功，對於受贈者而言猶如死過一次之後，再度新生，在這過程裡，我們不斷地品嘗成功的狂喜，偶爾會伴隨著失敗的淚，生與死不斷地交替，編織著器官移植史上的血與淚。

我們不斷地踏著病人的血與淚前進，要成就一個器官移植團隊，談何容易？我們不斷地追求成長，進步之後還要更進步，只為替病人提供一個更安全的環境，我們是人，人會犯錯，歷史的錯誤，都值得被原諒，但不要被忘記，這樣我們就永遠不會被擊敗。

PS. 二〇一一年八月　台大醫院失誤移植愛滋病患器官，當時社會氛圍對醫師很不諒解，故寫文以誌之。

羅老闆的夢與咖啡

　　肝臟移植手術時，首先必須將舊有的肝臟從人體的「下腔靜脈」分離之後取下，而下腔靜脈是人體裡最大而脆弱的一條靜脈，一旦稍有閃失，會導致下腔靜脈撕裂傷，下腔靜脈撕裂是所有麻醉醫師的噩夢，鮮血馬上就會像湧泉一樣地湧出，遮蔽整個手術的視野，這個時候想用止血鉗將出血的靜脈夾住，就好像瞎子要逃出失火的現場一般困難，在我們最初開始做肝臟移植時就曾經發生過這樣的案例。

　　病人的血壓馬上就如自由落體墜落般掉到四十，因為大量失血，接下來在數秒內就進展到ＰＥＡ（有心跳、無血壓），病人呈現瀕死狀態，麻醉機發出低沉而刺耳的警告聲，支援的麻醉護士魚貫而入，叫血、輸血、抽藥、給藥，準備施與心肺復甦，整個開刀房猶如戰場。

　　這個時候，手術的第一助手抬頭問了我一句：「現在血壓多少？」

　　我以為這樣的問題是多餘的，便冷冷地回答：「你趕快止血，不要管我血壓多少？」

我知道手術的執刀醫師信任我，這時候他也搭腔說：「回答的真好！」

　　在團隊裡，語言的溝通、發號施令是很重要的，但光是這樣是不夠的，理想的移植外科，連語言也不需要，我們都信任彼此，知道下一步要做什麼，在緊急的狀況下，說話其實只是浪費時間，當外科醫師還需要分神關心血壓時，就好像你在跑步時，還不時的回頭看你的對手落後你有多遠的距離一般。外科醫師必須永遠無條件信任你的麻醫，知道在你夾住出血的靜脈之前，你的麻醫絕對會穩住病人的血壓，讓你有機會夾住這該死且正在出血的靜脈，麻醫也必須奮力地維持住病人血壓，讓這該死而正在出血的靜脈，有機會被外科醫師夾住，大夥各司其職，不須語言提醒，用一種「無聲」的默契配合著。

　　羅老闆就是「這樣」團隊中的一員，他就是那種在你說話之前，就知道你需要什麼的麻醉護士。

　　我永遠都記得在我們做第一例活體肝臟移植時，我因為經驗有限，充滿了恐懼與忐忑不安，我雖然在外院看過幾例，但是從來沒有自己麻過，我擔心一旦失敗，病人不但會失去性命，而且還會上報紙的頭版，並在院史館裡永遠被記載———第一例活肝移植失敗的麻醉醫師，於是我要求科內要給我最信

任的麻醉護士，而且為了避免交接班時的混亂及不熟悉，我們大家決定留下來一起加班，不受輪班八小時的限制，直到手術結束為止，羅老闆就是當時被我「虐待」的麻醉護士，第一例活體肝臟移植歷時二十個小時之後才結束，之後所有的護士全都「死」在沙發上。

　　羅老闆就這樣跟我一起完成各種不可能的任務，他就如同我的左手一般，我們之前有著深厚的革命情感。有一天，他對我說他要離職了，要去完成他畢生的夢想，我問他要做什麼？他說他要去開一家早餐店，坊間的早餐又鹹又膩，難吃又不營養，他要去開一家早餐店，用新鮮的食材作上等的早餐，我覺得他腦袋有問題，在經濟不景氣的年代，做護士最有保障了，用新鮮的食材作上等的早餐，應該很快就倒店了……但是他還是堅持逐夢去了，於是，從來沒在外面吃過早餐的人居然去開了一家早餐店！

　　我看著他離開，那種感覺就好像是左手離開了自己的身體一般，這應該是整個團隊、醫院、所有病人的損失，成熟的麻醉護士是不可多得的資產。

　　病人最終平安出院，沒有留下任何後遺症，這件事之後又歷經了無數大小的手術，外科醫師再也沒問過我血壓多少。

一日我來到羅老闆的店，他給了我一杯香草拿鐵之後，開始訴說著咖啡的故事：「泡咖啡首先要用上等的咖啡豆，Lavazza 是義式咖啡裡的第一品牌，水溫最好維持在 85 度 C，過熱會將咖啡裡不好的物質溶解出來，太冷沒有辦法將咖啡香醇的特色表現出來的，填塞咖啡粉時，太多會浪費，太少就不夠香，填塞以不鬆不緊原則，太緊，水無法通過咖啡粉空隙間的接觸面，咖啡就不夠香，太鬆則水直接從細縫裡漏出，水接觸咖啡粉的時間太短也不香，打奶泡時要快，振幅要短，奶泡才會細緻……

　　這就好像手術一樣，手術創傷的刺激，麻醉藥的濃度，與病人的生理數據，這一切都要維持在一種完美且平衡的狀態……」他一直說著，我看著他對待咖啡的態度，就好像對待病人一樣的嚴謹。

　　接著，他又說：「跟你講這麼多，根本就是浪費我的時間，首先，你這種人一生都在做麻醉，你以工作為樂趣，可以連續工作二十四小時，徹夜不眠也不以為苦，你一定覺得『咖啡！這種小道，不為也！』跟你講這麼多，你也是永遠不會懂的！再說，給你喝咖啡根本就是浪費我的食材，你這種人根本就沒有味蕾，你一生都在醫院的餐廳裡用餐，食物只是用來療饑解渴的物品，對你而言只有『能不能吃』，沒有『好不好吃』，

你根本就不知什麼是美食⋯⋯」

　　他一直數落我，我覺得真的是「現世報」，從來只有我數落麻醉護士，怎麼會淪落到麻醉護士數落麻醉科醫師。

　　羅老闆說得沒錯，其實我只知道麻醉藥物要用多少，我根本就分不出什麼是 Lavazza，什麼 city coffee，什麼是 Starbucks，我一邊啜飲著手中的咖啡，一邊聽他碎碎念，不曉得是情感因素使然，還是 Lavazza 真的是好咖啡，總覺得手中這一杯是全花蓮喝過最暖、最好喝的咖啡。

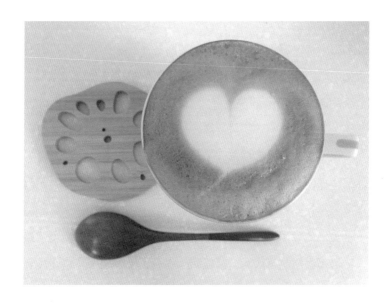

走出開刀房

　　病人在接受手術之前，會先經過麻醉前訪視門診，經由跟病人解釋手術跟麻醉的風險，並同時簽署麻醉同意書，整個過程大概耗時十幾分鐘，下一次再見面時，我戴著頭套與口罩，幾分鐘後，病人就會睡著，我跟他之間的聯繫變成電腦螢幕上一連串的生理數據。之後手術完成，病人甦醒，我送他離開恢復室，我們之間的關係就像是斷了線的風箏一樣，病人既不會記得我是誰，也不會知道我曾經在他睡著時守護著他，隨著病人康復出院，這生命中小小的相遇將被淡忘……麻醉科醫師跟病人之間的關係就是這樣建立在極為淡薄的基礎上。

　　踰越這條淡薄的線，基本上是危險的，因為必須以付出情感為代價，你一旦踰越這條線，跟病人建立了長期的醫病關係，你將為病人的病情神傷，苦著他的苦、憂鬱著他的憂鬱，當初選擇作為一個麻醉科醫師時，就是只想待在開刀房的保護傘裡，不想要看到外面的世界。

　　幾年前我剛升任主治醫師時，原本就想離開醫學中心下鄉去，恰巧科內的疼痛科醫師離職，由於人手不夠，我順理成章

地接下他的工作，成為一位疼痛科醫師，違背了我當初想要成為一位麻醉的初衷，但在這個鄉下地方，能夠做且願意做疼痛的醫師實在太少，我知道我的存在可以改變某些病人的命運，我可以讓他們過得更好，所以我走出開刀房。

現在我走得更遠了。

轉調到小鎮醫院後，因為人手不足，這裡並沒有專責的家醫科醫師，所以居家照顧就由每一位醫師輪流負責。於是，以前只有在日劇裡看過的劇情：醫師穿著白袍，手裡提著厚重的醫師包，出診到民家去照顧某些行動不便、沒有辦法到醫院就診的患者，竟然活生生地在自己身上上演。

一個星期中的某些日子，我跟著居家護士，開著車，穿越小鎮的巷弄，越過田中阡陌到民家中去，我開始去一些今生從來沒有到過的地方，原本我以為對這個小鎮已經很熟稔，沒料到在這小鎮的巷弄中，竟然還有更偏僻的巷弄，田中央後面的田中小徑竟然還有民家居住。

我進到一間老舊的三合院，屋瓦已經殘破漏水，只用簡單的鐵皮覆蓋著，正廳裡亮著兩盞紅燈，擺放在祭神的神壇上，旁邊擺設是典型早期鄉村才見得到的民俗家具，牆上還掛有早期那種，臉部是相片，其他部分則是用素描合成的肖像畫。一

間三四坪大的房間裡，躺著一位脊椎損傷半身癱瘓的婦人，棉被是那種大紅花色的棉被，老舊的程度應該有三十年的歷史了，這一幕幕的場景，只有小時候回外婆家時才見到過。

家裡面某些角落，除了舊之外，看起來髒髒的，大概行動不便也沒有辦法整理得很乾淨，想來我入社會之後一直住在寬敞明亮，窗明几淨的大房子裡，鮮少有機會接觸社會的底層，很難想像在這個樸實的小鎮，還有人用著幾十年前的方式生活著。

白天，家人都出去工作了，只有她一個人在家，很少人跟她聊天，看到我來，她很熱情地跟我打招呼，我們寒暄了幾句，表達了最基本的關心，幫她換了尿管、檢查造口有否感染、背部有沒有褥瘡等現象，這都是很簡單的動作，每個實習過的醫師都會。

還有幾個中風長期臥床的病人，他們的肌肉萎縮、全身關節攣縮，囚禁在自己的病床上，我幫他們換了氣切管、灌食的鼻胃管、檢查褥瘡的傷口並換藥，過程中他們一點表情都沒有，我跟他們的互動就剩下空洞的眼神互望著，像這樣褥瘡的傷口，需要手術清創再做皮瓣移植才能痊癒，但是移植的皮瓣需要照顧才會存活，像這種日常生活無法自理的患者，我們什麼都不能做，只能一直換藥，期待傷口能自行癒合，但大多數

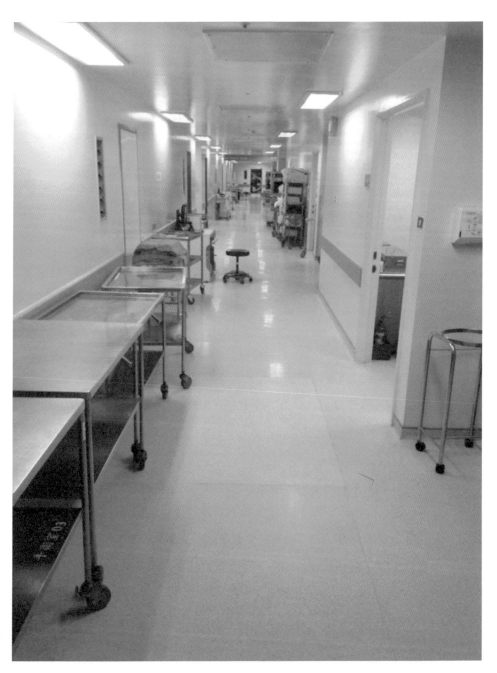

傷口只會越來越大，最後導致感染併發敗血症死亡，或許對這樣的病患，死亡並不痛苦，活著才是。

　　我開始聽家屬抱怨這個政府能夠給予這樣病患的長期照護太少，像這樣的病人要去醫院看病，光是移動、搬運就已經是一個大問題，而離家只有十分鐘路程，理應幫助他們的衛生所卻一點功能都沒有……我靜靜地聽他講，間接著搭腔，我知道他們只是需要一個聽眾，情緒需要一個發洩的出口，不是真的需要聽到什麼安慰的話語，我讓他們盡情地將情緒的垃圾傾倒在我身上，面對這樣不怎麼美好的大環境，我們這些小人物並不能改變什麼，只能儘量地扮演好自己小小的功能，最後自己也感染了這些無奈，帶著負面悲傷的情緒離去。

　　另外一位中風臥床的病人，一樣四肢攣縮卻是神志清楚對答如流，我看到他身上爬滿了螞蟻，卻無力去驅趕牠們，只能任由這些螞蟻啃噬著他的肌膚……我嘗試幫他揮去身上的螞蟻，但是這螞蟻源源不絕，怎麼揮也揮不盡。

　　他的太太開始用台語陳述他們的故事：「醫師！你新來的喔！以前沒有看過你……你來了就會知道做田人的辛苦，他以前就有高血壓，叫他看醫師他都不要，天氣熱還是在外面種田，結果四十幾歲就中風，我照顧他到現在，已經六十幾歲了……」她一直講，我已經不忍再聽下去了。

我開始明白自己不是家醫科醫師的料，在這門科系裡，疾病永遠都不會好，只能控制，而你是協助他們控制疾病的醫師，你注定看著這些病人，陪伴著他們老去，最後再看著他們死亡，然而死亡的過程卻是如此的漫長，漫長到你因為照顧他們而付出了情感。這跟我以往所熟悉的死亡方式不太一樣，在開刀房裡，雖然我偶爾也會失去病人，但是那種生與死之間的掙扎奮鬥，往往在幾個小時，甚至幾分鐘內就決定了，病人死亡時雖然死狀極慘，往往被我們開腸剖肚，四肢水腫出血，但是這種死亡極為快速，就像是伸頸一刀，而且都在某種程度的麻醉下，或許死亡不是那麼痛苦，死不了才是……而且我跟這些接受手術的病人並不熟識，情感不深厚就不會有太多眼淚……但是在這短短幾天內，我所看到類似這樣以最卑微的方式存活著的生命，已經遠遠超過我一生行醫的所見，我以前一直躲在開刀房裡，假裝看不見，就以為這樣的生命不存在似的。

　　我知道我不夠勇敢，每個人生的背後都有一個辛苦的故事，常常苦到讓人無法面對，我回首看我來時的路，路走偏了，但是我已經走得太遠了。

鐵花村的燈籠

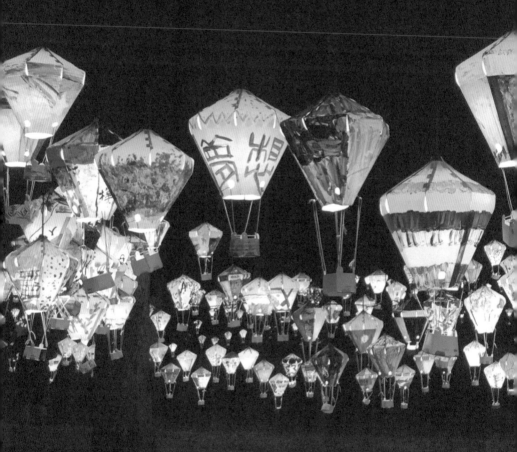

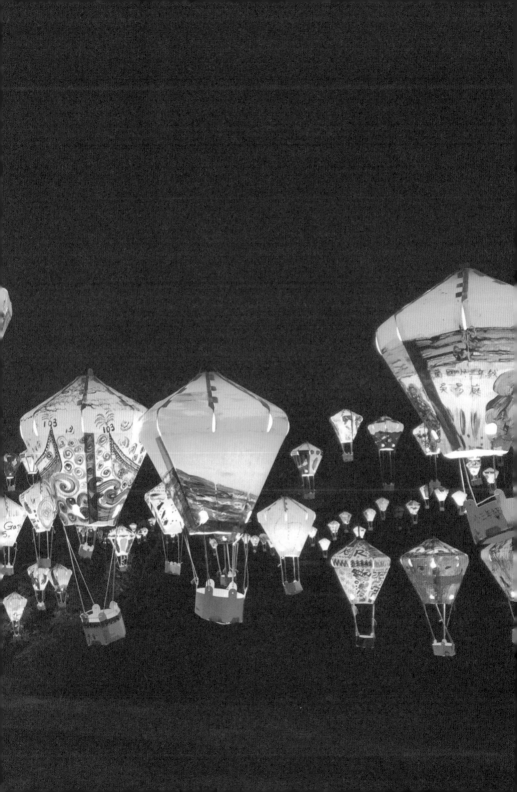

鐵花村聽起來像是某個深山裡的原住民部落，其實並不是，它位於台東市的市中心，原本是台鐵火車站的舊站，利用廢棄的舊車廂、鐵軌、倉庫，改建成一個文化園區，假日的時候會有一些手作市集擺攤，有一個藝文表演中心，偶爾會有樂團在這裡駐唱，同時商家提供有酒精的飲料，可以讓人坐在這裡，看表演、吹風、讓自己沉醉在酒及夜晚的美好裡，或許台東夜的生活就是應該要這樣離不開歌聲、微風，還有酒精。

　　每年的夏季，熱氣球季開始的時候，鐵花村都會舉辦熱氣球燈籠的彩繪活動，你可以在空白的熱氣球燈籠上畫畫，假如你喜歡的話，只要花幾百塊就可以把你畫完的燈籠帶走，假如你不想帶走，主辦單位會將你畫過的熱氣球燈籠懸掛在鐵花村，每逢傍晚的時刻，數百顆五顏六色的熱氣球燈籠同時亮起，走在其間，像是走在五彩繽紛的顏色裡，十分夢幻。

　　我從來沒有畫過燈籠，有時候甚至會想，是什麼樣的人才會把畫好的燈籠留在這裡，基於好奇心使然，我開始養成一個習慣，走著走著時，會一個個讀著這些燈籠，大多數的燈籠都是小孩子的塗鴉，這些燈籠的特點是筆法稚嫩而充滿色彩豐富的色塊，甚至看不懂到底在畫什麼，或許小孩的世界咱們大人已經不能了解；另外一種是情侶間互訴衷情，他們一起出遊，有著美好而愉快的回憶，留在燈籠上的大多寫滿了幸福快樂的

話語，燈籠的存在好像讓世人一起見證了他們的愛情；有一些的旅行像是出走，出走的目的是為了思念那未完成的愛情，上面大多寫著心裡永遠說不出口，或來不及說出的愛戀，而對方大概也永遠都讀不到吧！這種舉動像是在電影裡對著天空吶喊，就已經完成了愛情，最後一種是旅人的記憶，寫著對台東土地的留戀，到此一遊的印記，或者許下再回來的承諾。

每一個燈籠的背後都代表著一個故事，讀著這些燈籠，就好像閱讀著別人的人生，知曉了某些祕密，好像經由閱讀的這個過程，你跟他們的人生彼此就會串連起來，發生某種連結的關係。

有時候診間的門打開了，病人走了進來，就好像你心裡也有一扇門扉被打開了，他直接走到了你心裡，走進你的人生，從此之後跟你產生某種連結的關係。

病人說他二十幾歲時在一家砂石場工作，有一天同事不慎，操作怪手時挖斷了他的右手，雖然經過緊急手術把他的手接回來了，但是神經受傷後整個手掌攣縮，僅剩下殘存的功能，同時受傷的神經併發了嚴重的神經痛，他原本應該有一筆工傷的保險金，但是他的老闆藉故私吞了這筆錢，他只好到另外一家砂石場工作，但是砂石牽扯龐大的經濟利益，在一次衝突中，第二個老闆被槍殺身亡，他因此就又失去了工作。

接著，他的母親因為罹患糖尿病導致眼睛失明，之後又中風臥床，為了照顧他的母親，再也找不到工作，只靠著微薄的社會救濟金過活。有時候，他會看到私吞他保險金的老闆開著凌志的進口車經過，他常覺得憤恨，說要不是因為他還有一個母親需要照顧，他就要去幹掉他，反正他爛命一條，沒了右手，人生也沒什麼希望，活也活夠了。

　　有時候他的右手已經很痛了，這時候卻剛好他的母親又大小便，他只好忍著痛，用僅存的左手去幫母親翻身、洗澡、換衣服……她母親曾交代他，假如有一天他受不了了，叫他買一瓶農藥放在家裡的某個角落，雖然她眼睛不好，但是她用摸的也找得到，她不想再拖累他了……如果你覺得這樣的故事發生在同一個人身上已經夠悽慘了，但世界上永遠都有更悲慘的事，他的哥哥這個時候被診斷出是癌症末期，現在在醫院接受化療……

　　我靜靜地讓他講，坐得直挺挺的，好像我只要稍微一挪動身子，就會打斷了他的陳述，讓他的情緒沒了出口，另一個事實是我也想不出安慰的話來，我對他的人生，或者是他的疼痛，都束手無策，這種疼痛只能控制、不能痊癒，他們在門診裡長期追蹤，只要一不小心碰觸了他們心上某個可以被開啟的點，他們就會開始講述他們受傷的過程，以及對抗疼痛的故

事，而這些故事其實我已經聽過好幾遍了，知之甚詳，但是每聽一次就好像這些傷痛發生在你身上，就必須跟著病人再重新悲傷一次。

有時候當你負載了太多，你會希望門診的門永遠不要被打開，好像門診的門不要被開啟，就不會有人走進你心理，那就永遠不會有悲傷，如此人生就可以繼續前進，就好像旅人留下那一盞盞鐵花村的燈籠，對著黑夜懸吊著獨白，如此就可以繼續旅行。

沒有喜悅的治療

　　以前在學校上課的時候，老師曾經講過一個笑話，就是感冒看醫生吃藥大概一個禮拜會好，不看醫生的話大概七天會好……意思就是其實感冒不會好，感冒會好是因為人體的免疫力，所以不用吃藥自己就會好。

　　大抵大多數的疾病都沒辦法痊癒，只能控制，我們的任務就是，幫助病人將這些疾病控制在合理、可以忍受的範圍，幫助病人學習與疾病共處，這在疼痛科也是如此，而能治療疼痛的藥物變來變去就那幾種，所以大多數的時候，我每個禮拜開的藥都一樣，有時只是跟病人閒話家常，給予一些關心，偶爾我幫他們做做神經阻斷術，大多數他們的疼痛只要稍微能緩解，能讓他們喘一口氣，就非常感激我，更不用妄想這些疼痛會好。

　　然而最近的情況有點改變，來了幾個癌症疼痛的

病人，我看了之後，決定用純酒精將神經溶解，術後反應也相當良好，幾乎達到沒有殘存疼痛的地步，這在疼痛科是相當罕見的，我替他們感到高興，至少他們在生命即將結束的最後階段，不用受盡疼痛折磨而死。我到病房探視這些病人，只見他們雙眼無神呆滯的看著遠方，好像我不存在似的，我跟他們講話，也得不到回應，這跟我以往的經驗完全不符，一個成功的手術或是治療之後，我常常可以在病人眼中看到那種閃爍著康復希望與感激的眼神，然而在這些癌末的病人身上完全看不到，取而代之的是漠然，滿不在乎。

我在心裡歎息，我可以解決他們的疼痛，但是我改變不了他們的未來，當疾病的進展已經到了不可逆的階段，當你知道已經沒有明天可以面對時，所有的治療都不是成功的，都不會帶來喜悅，我發現我已經沒有東西可以給了，而平常我卻是一個醫療照顧的給予者，一個治療失敗，總是有別的替代方案，我總是不斷地給，直到現在，我徹底地被沒有希望的未來所擊潰，這是一個失敗的「成功治療」。

我不斷地失去，並學習面對這些失去，診間裡久

久就會失去一個熟悉的面孔，當病人沒有再回診時，表示他們走了，大多數的時候連道別都來不及說，其中有一位病人在疼痛治療幾個禮拜後竟然自殺了，我很納悶，我想不出他需要自殺的理由，他疼痛控制的還算可以，也沒剩多少時間可以過活，為什麼不把握生命最後的階段，仍要用這種方式提前結束自己的生命？看不到希望的日子，竟然是如此可怕，漫長到像時間永無止盡一般，必須要用自殘來提前結束這一切的煎熬。

　　一連下了幾個禮拜的雨，今晨露出久違的曙光，就像人間短暫的歡樂一般。

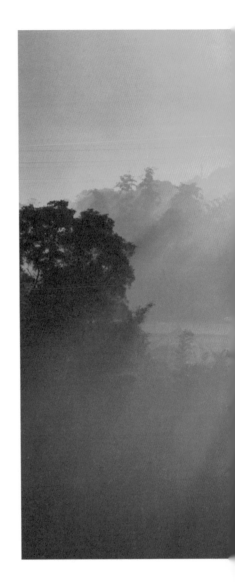

永不滅的燈

我喜歡值班,尤其是當我一個人值班時。

值班時,我喜歡有刀,當然我並不是希望有很多人生病、開刀房裡人滿為患,我也希望大家都無病無痛,醫療人員每天都沒事可以做,喝著咖啡就有錢可以領,然而這些都不是我們這麼希望就會發生的,我純粹只是喜歡在開刀房裡工作那種節奏、張力,還有團隊一起努力完成一件困難「不可能的手術」那種革命的感覺。

開刀房裡有一條筆直的走道,稱為中央走道,走道的兩邊,一間間開刀房並排著,白班的時候,常規的手術很多,所以有好幾位麻醫,每一個人只負責某個區域,可是值班時,有時只剩下我一位麻醫,整個開刀房的運轉就完全掌握在我的手裡。

大概是潛意識的優越感及控制慾作祟,很喜歡這種「掌控全局」感覺,從這間開刀房忙到下一間開刀

房，什麼刀要先接，什麼刀可以再等一下，哪一間刀要下了，拔管送到恢復室，然後做疼痛控制，最後護送病人離開手術室……有時站在開刀房中央走道上，看著這一切都井然有序地上，再井然有序地下，以一種無聲的默契運轉著，會有一種欣快感，好像這中央走道是為我一個人而設的舞台，而我就是舞台上的主角，在走道上轉啊轉，轉啊轉。

手術的首要目的是存活，延長生命的長度，或是增進生活的品質，開刀房是一個充滿了與疾病對抗、滿懷著康復希望的場所，每一間開刀房裡都代表著一個生命正在與死神拉鋸拔河，對每一個個體而言都是一場戰爭，而我的工作是確保這每一場小小的戰爭都能得到勝利，當然，最後有一天死神仍會獲勝，祂會帶走每一個人，但是至少不是現在，在我當值的那天晚上，不管怎樣，我今天一定要獲得小小的勝利，每個病人都要安全地離開開刀房。

開刀房是一個二十四小時運作的單位，醫療人員輪替的守著，只要病人有需要，隨時都可以在這裡得到適當的處置。

當一個城市已經沉沉地睡去時，還醒著工作是

一種很微妙的感覺，責任感與生理的疲倦互相交戰，彼此矛盾……有時你覺得這個城市所以能夠安穩地睡去，是因為有很多人一直在該睡的時候醒著，這時會有一種被需要的感覺。

　　不管有沒有刀，中央走道上的燈永遠都不會關，就好像佛法裡的比喻：「法燈不滅」一般，不管多晚，在整個城市的燈火都將熄滅之際，我們依然會留一小盞燈亮著，像守護著一盞生命的光。

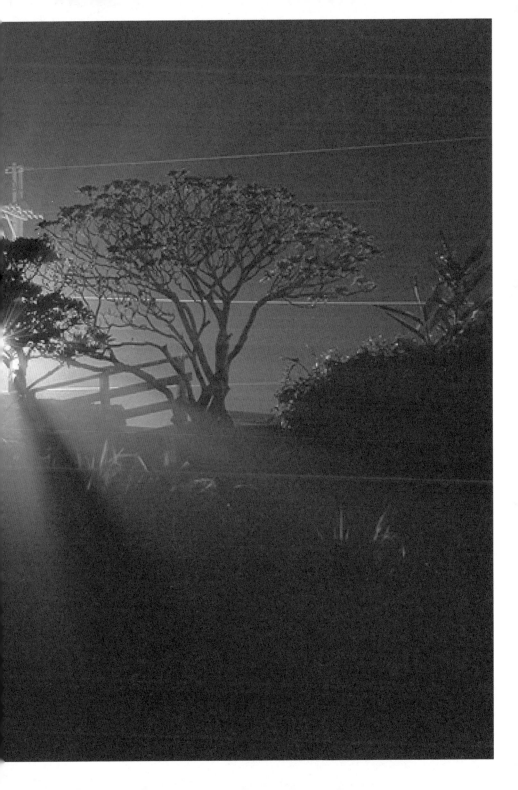

【後記】

　　我長自一個農家，家鄉就在林邊溪畔由溪水沖刷而成的一片砂質平原上，那時候台灣的經濟剛要起飛，我們家還來不及搭上起飛的班機，砂質的土地非常貧瘠，農作根本不夠溫飽，所以我過過很清苦的生活，然而我很幸運，在那樣的環境下，我的父母省下的每一分錢依然很捨得投資在我們的教育上，那時候讀書是改變我們環境的一個方法之一，剛好我又一點小聰明，很會考試，竟然讓我考上醫學系。

　　我要畢業的時候，決定成為一個麻醉科醫師，那時候全家都跳出來反對，當時我們家已經舉家搬到高雄，家的對面剛好就是一個家醫科的診所，我的父親說你為什麼不要選家醫科或眼科，可以開業，生活只要穩定就好，你看人家的房子一間買過一間⋯⋯

　　母親說：別做麻醉科醫師，我一想到你晚上要起來幫病人做麻醉，負責別人的生命，我就睡不著覺，我們當年那麼辛苦就是希望你過比我們好的日子。

　　兩個老人家為了這件事情不知道碎念了多久，我還是決定要讓他們失望，直到有一天我的母親做了一個夢，她說她夢到一個小孩子，長得跟我小時候一模一樣，手裡拿著一杯水，她說她從來沒有看過那麼純粹潔淨的水，她知道我的心理已經得到平靜，對於成為麻醉科醫師這件事也就釋懷了。

　　我完成麻醉科住院醫師訓練的時候，當時台灣的介入性疼痛治療才剛要起步，整個花東地區幾乎沒有疼痛科醫師可以治療慢性疼痛及癌症疼痛，需要治療的病人就在各個科之間流轉，得不到妥善的照顧，為此我到日本在細川豐史教授及山口重樹教授的指導下學習疼痛治療及安寧照顧，在日本的那一段際遇改變了我一生的命運但也同時成為我一生的劫難。

　　疼痛科門診是全醫院裡眼淚最多的地方，這裏有幾種病人，癌症末期受盡疼痛折磨或是慢性頑固性疼痛，這種疼痛永遠都不會好，只能控制，甚至大多數的時候也控制得不好，這些病人或多或少都合併

其他陰鬱及情緒障礙⋯很不幸的是作為一個疼痛科醫師剛好與我的人生規劃背道而馳，大多數的麻醉科醫師並不喜歡看門診，我們只想要躲在開刀房裡，在手術帽與口罩保護之下，讓病人睡著，照顧他到手術結束，送病人安全地離開手術室，病人既不會記得我們，我們對病人也沒有深刻的印象，彼此只是彼此生命中的小插曲。

然而疼痛科門診則與麻醉科大異其趣，門診的大門打開了，病人走了進來，我跟他們就發生了某種程度的微妙關係，他們時常在門診裡說出心裡悲傷的故事，我則為了照顧他們，為這些悲傷的故事付出了眼淚。

有一天我開始以主動脈為筆名，在網路上寫這些悲傷的故事，或是自己行醫過程中失敗的記憶，一開始這只是我的日記，也不管有沒有人在看，是我對著無垠的網路世界吶喊呻吟，因為在網路上沒有人認識我，我反而能很自在地暴露自己內心最陰暗的角落，直到有一天我在網路上遇見了我的編輯，他反而說看這文字讓人產生幸福的療癒感，當你知道世間有那麼多苦難，自己仍好好地生活著，反而因此感到滿足與慶幸，或許一是編輯想要傳遞幸福，或許編輯的工作就是讓文字有更多的人看見，或許這些病人這些故事應該要被記住，這樣他們苦難的人生是不是也能為這個世界帶來些不一樣的意義。

也有人問我說這些故事都是真的嗎？為何每個故事總是那麼悲傷？其實悲傷這才是醫療的真面目，因為疾病永遠不可能痊癒，失去是每個人生最終的結局，不管這些故事是真的或是虛構的，我想重點是當你看到這些故事時，內心的想法是如何。

最後我想要感謝一些人，除了我的編輯之外，另一位是我唸大學時通識教育中心的主任戴正德教授，其實我跟他已經失去聯繫，並不知道要怎麼親自謝謝他，大學時修了他的哲學概論，教了我如何辯證思考，上了醫學倫理的課程則給予了我省視內心的能力，我想沒有他今天也就沒有這些文字的產生。

最後是我的這些病人，你們走進了我的生命，我很想你們，你們會想我嗎？

國家圖書館出版品預行編目資料

麻醉科醫師的憂鬱 / 主動脈作. -- 初版.
-- 臺中市：晨星，2017.03
面；　公分. -- (勁草叢書 ; 433)

ISBN 978-986-443-246-2(平裝)

1.醫學 2.文集

410.7　　　　　　　　　　　　106002079

勁草叢書
433

麻醉科醫師的憂鬱

作者	主動脈
特約編輯	何錦雲
主編	莊雅琦
助理編輯	劉容瑄
封面設計	賴維明
美術編輯	曾麗香

創辦人	陳銘民
發行所	晨星出版有限公司 台中市407工業區30路1號 TEL：04-23595820　FAX：04-23597123 行政院新聞局局版台業字第2500號
法律顧問	陳思成律師
初版	2017年4月15日
再版	2021年5月27日（三刷）

總經銷	知己圖書股份有限公司 （台北公司）106台北市大安區辛亥路一段30號9樓 TEL：02-23672044 / 23672047　FAX：02-23635741 （台中公司）407台中市西屯區工業30路1號1樓 TEL：04-23595819　FAX：04-23595493 E-mail：service@morningstar.com.tw 網路書店 http://www.morningstar.com.tw

讀者專線	02-23672044
郵政劃撥	15060393（知己圖書股份有限公司）
印刷	上好印刷股份有限公

定價260元

ISBN 978-986-443-246-2
Published by Morning Star Publishing Inc.
Printed in Taiwan

請填妥後對折裝訂，直接投郵即可，免貼郵票。

407
台中市工業區30路1號

晨星出版有限公司

────── 請沿虛線摺下裝訂，謝謝！ ──────

填回函·送好書

填妥回函後附上 60 元郵票寄回即可索取
數量有限，送完為止

《解病：解讀身體病徵的 246 個信號》

它們是疾病的徵兆，還是正常的生理變化？
從頭髮到腳趾頭
正確解讀身體發出的疾病與健康信息

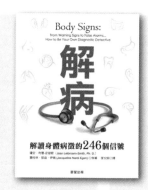

※ 贈書贈送完畢，將以其他書籍代替，恕不另行通知。
本活動僅限台灣地區（含外島），海外讀者恕不適用。

特邀各科專業駐站醫師，為您解答各種健康問題。
更多健康知識、健康好書都在晨星健康養生網。

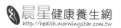
晨星健康養生網
http://health.morningstar.com.tw

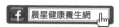
晨星健康養生網